文成天縱

中醫古籍稀見稿抄本輯刊

ZHONGYI GUJI XIJIAN GAO-CHAOBEN JIKAN

李鴻濤 主編

20

廣西師範大學出版社
GUANGXI NORMAL UNIVERSITY PRESS
·桂林·

第二十册目録

金匱指歸十卷

（卷一至六）

〔清〕戈頌平撰

清抄本

金匱指歸十卷

本書爲《金匱要略》注釋之作。約成書於清光緒十一年（一八八五）。卷一載《傷寒論》之《霍亂篇》《辨陰陽易差後勞復病脉證》與《金匱要略》之《痓濕暍篇》；卷二至十對《金匱要略》各篇逐篇逐句闡釋。其注文多采用陰陽開闔之説，并對原文中難解之詞予以考校訓詁，因此本書是研究《金匱要略》比較好的參考書籍。

金匱指歸

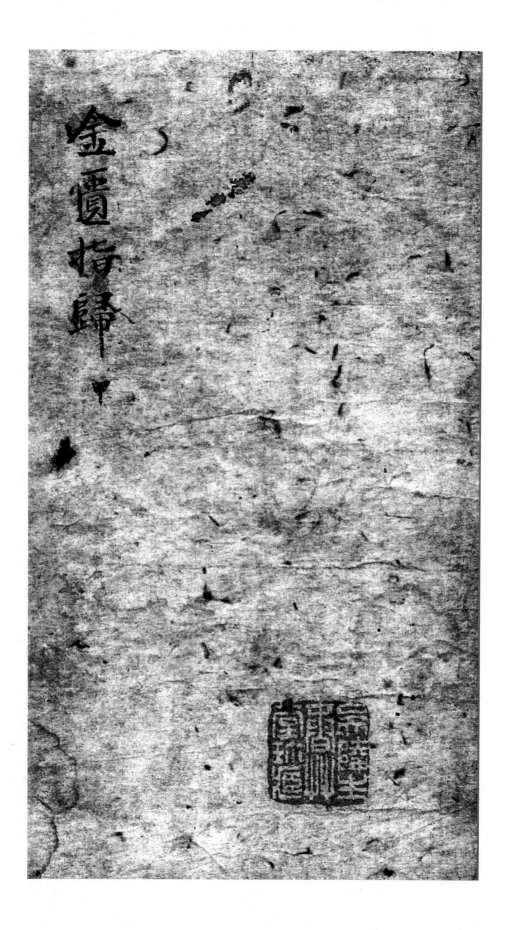

竊思研精經學者，皆崇長沙爲經方之祖，前人稱爲世法。魏志華佗傳云：指長沙書，可以活人。宋林億云：活人之書，必仲景之書也。金匱之書，晉王叔和撰選集，撰次論傳者名也。金匱玉函要略，晉代及宋時稱王叔和編次者名也。宋高保衡云傷寒雜病論，至宋其金匱之名，此取人寶貴之意，正仲景雜病之方書也。是可考其性，此兩書真所謂經方之祖，可與靈素並垂千古者也。然於斯豈可捨此不講乎？竊念今之世，不思經旨，不深求長沙金匱，生平專志，或外感六淫，或內傷七情，情志不得中和而爲病，或爲痰飲乃津液所化，或外受寒暑濕，日漸積聚而成痰滯胸部，爲結胸，經絡爲痰，注之爲喘嗽，爲肺痿肺癰，或爲吐血，於寒而變，寒邪所傷，肌膚不汗爲寒，逆腸胃間爲吐瀉，胸痛脇胃痛，肉間爲痿，爲癱瘓，臟腑膜間積時爲臌，或爲血滯腸絡，爲此經爲黃，爲痃癖，經絡爲便血，尿血，脇膜爲血臌，患病者不勝枚舉，在此兩血爲

病若無仲聖作汗吐下之法以去臟病之有形者無不得以行盛氣乎

臟氣損而肉敗者有形滯臟腑中而肉腐敗者西人剖解文驗

驗之其所臟腑實未詳 臟腑窒塞必君而純用淡者 人身臟腑鍾靈造化

按靈樞 動 ……動心而動搖 生機如詩云音切

聲…… 啞……鳴塞而無聲 子書云宣君之若曰 一聲鳴而群聲

病…… 天地之運化之無窮人才

之病而失化無窮 …… 學者之能引倒推類可得無窮

之應用

宣統元年清和月上浣　男　仁壽述之謹識

人身肌肉象土土中指
肉中也

傷寒雜病論金匱指歸卷一

霍亂篇

問曰病有霍亂者何答曰嘔吐而利名曰霍亂

霍猝疾也人身陰液包藏土中陰液水氣也水氣得陽左運則利半表得陰右回則利半裏陰陽氣液轉運周身無一息停流病得一陽陽氣浮外土中陰液猝失陽運上逆半裏上從口嘔

穀道肛門也大便下利清水乃肉中之脉不從腸胃中泄從肛門而泄也凡下利清水目眶即陷大肉即消

吐下陷半表下從穀道旁而利名曰霍亂曰病有霍亂者何答曰嘔吐而利名曰霍亂

問曰病發熱頭痛身疼惡寒吐利者此屬何病答曰此名霍亂霍亂自吐下又利止復更發熱也

病一陽陽氣先陰左開浮半表下無陰固之而熱曰病發熱陽浮半表下半裏上頭部之陰失陽氣溫通而痛曰頭疼(痛)陽氣屈伸浮半表下不能屈伸半裏上表裏之陰閉塞成冬而身疼惡

寒曰身疼惡寒陽浮半表下土中陰液失陽氣
左運逆半裏上從口嘔吐逆半表下從穀道旁
下利此上吐下利者屬陽氣浮半表下土中陰
（吐利者此屬何病）
液猝疾而亂（曰）此名霍亂霍亂自吐下復反也又
下利止其陽無陰內固反更浮於外而發熱曰
又利止復更發熱也
傷寒其脈微濇者本是霍亂今是傷寒却四五日至

陰經上轉入陰必利本嘔下利者不可治也欲似大便而反失氣仍不利者屬陽明也便必鞕十三日愈所以然者經盡故也

微幽微處也澁不滑也本根核也陽不內藏於邪半裏下幽微處脈道之陰失其陽溫澁而不滑是時陰土中陰液猝疾而亂曰傷寒其脈微澁者本是霍亂今是時也却止也四五日邪辰

時也陰經太陰經也入逆也可肯也是時陽不藏邪止半裏上邪辰時至太陰經中陰液不能明於邪震動於辰陰液上轉半裏上從口嘔吐逆陰土中必下利根核不温嘔吐下利者陰陽氣液不肯治子午也曰今是傷寒却四五日至陰經上轉入陰必利本嘔下利者不可治也欲之為言續也似嗣也大半表也便順利也矢氣

轉矢氣也鞕堅也欲續嗣半表陽氣順利半裏而反轉矢氣仍不利者屬陽明陽氣繫半表上也陽氣繫半表上不順利半裏表識半裏下陰土氣堅曰欲似大便而反失氣仍不利者屬陽明也便必鞕十三日午時來復之數也盡氣液也愈之所以然者氣液來復於午半裏下陰得陽溫陰得陽生陰得陽運曰十三日愈所以然

者經盡故也
下利後當便鞕鞕則能食者愈今反不能食到後經
中頗能食復過一經能食過之一日當愈不愈者不
屬陽明也
復半裏也便即也鞕堅也愈進也陽氣繫半表
上陰液下利（半表下）半裏陰土失溫當即堅堅則能食
者是陽氣前進半裏下也日下利後當便鞕鞕

則能食者愈。是時反不能食是陽氣未前進半裏下也、曰今反不能食。到至也、陽氣至半裏下太陰經中脾土氣温胃土不寒曰到後經中頗能食。復往來也、南北為經陽氣往來過南北子午經道胃脾二土氣温、曰復過一經能食過之一日當愈。陽氣止半裏上不前進半裏下者勿謂屬陽明也、曰不愈者不屬陽明也。

惡寒脈微而復利利止而亡血也四逆加人參湯主之

微幽微處也復往來也而利也亡因無脈道中幽微處陰失陽温因惡寒陰失陽舉因復利陰失陽氣温生因無血也因四逆湯助子水中元陽以生陰加人參一兩甘寒多汁益土之液以救其陽曰惡寒脈微而復利利止而亡血也四逆加人參湯主之

金匱指歸　霍亂篇卷之一　五

四逆加人參湯方

即四逆湯方内人參一兩

霍亂頭痛發熱身疼痛熱多欲飲水者五苓散主之

寒多不用水者理中丸主之

陽浮半表下陰土陰液猝疾而亂上吐下利半

表上頭部之陰失陽氣温通而痛陽浮半表下

無陰固之而發熱陽浮半表下半裏之陰閉塞

成冬而身疼痛熱陽氣也多重也陽氣重於表欲飲水者是胃土氣燥主五苓散舒布半裏之陰上布半表以潤其燥曰霍亂頭痛發熱身疼痛熱多欲飲水者五苓散主之寒陰氣也丸員轉也陰氣重於裏不用水者是脾土氣寒上吐下利脾土中陰陽氣液皆虛主理中丸理中焦脾土不足之陰陽員轉表裏曰寒多不用水者理

中丸主之

理中丸方

人參　甘草炙　白朮　乾薑各三兩

右四味擣篩為末蜜和丸如雞子黃大以沸湯數合和一丸研碎溫服之日三服夜二服腹中未熱益至三四丸然不及湯湯法以四物依兩數切用水八升煮取三升去滓溫服一升日三

服

附加減法

若臍上築者腎氣動也去术加桂四兩

築擣也腎氣生氣也水土中生氣不能動於半表經道而逆於臍上如杵之擣動去白术甘温氣味壅其土氣加桂枝四兩辛温氣味外下通半裏下衝夾經道之陰

吐多者去朮加生薑三兩

水逆半裏上從口吐多者朮多汁故去之加生薑三兩重辛温氣味化氣橫行疏其土氣逐半裏上水逆

下多者還用朮悸者加茯苓二兩

水逆半表下下多者還用朮取多汁益土之液也悸者加茯苓二兩茯伏也苓靈也陽氣內伏

陰得陽運則氣靈而不悖故加之

渴欲得水者加朮足前成四兩半

半裏陰土液少半表陽土氣燥加朮一兩半取

汁多益土之液

腹中痛者加人參足前成四兩半

陰得陽其液從子通於表陽得陰其氣從午通

於裏上吐下利土中液少半表之陽不能得陰

從午通於半裏下而腹痛者，加人參一兩半，取汁多味濃，益土之液，固陽氣從午通於半裏。寒者加乾薑，足前成四兩半。

半裏下陰得陽溫，其氣不寒，上吐下利，陰土陽虛，加乾薑一兩半，溫陰土之陰，陰土陰溫，其陽來復。

腹滿者去朮，加附子一枚，服湯後如食頃，飲熱粥一

升許微自温勿發揭衣被
滿濾也朮之氣味鈍而不靈故去之附子之氣味靈
而不鈍故加之腹中陰得陽運其陰不濾服湯
後如食一飯頃飲熱粥一升許益胃土之陰復
脾土之陽得幽微處陰從陽温勿開揭衣被

吐利止而身痛不休者當消息和解其外宜桂枝湯
小和之

身體也休息也消釋也解緩也外表也小半裏也和順也陽得陰則行陰得陽則行上吐下利陰液虛於肌體半表陽氣止而不行半裏半裏陰氣止而不行半表體之陰不通而痛其痛不息者當釋其痛如釋其痛當和緩半表下陽氣內闔於午以行其陰適桂枝湯甘温之理温半裏上之陰半裏上陰温陽氣午右闔順於半裏

以行其陰，曰吐利止，而身痛不休者，當消息和解其外，宜桂枝湯小和之。

吐利汗出，發熱惡寒，四肢拘急，手足厥冷者，四逆湯主之。

陰液藏於土中，得陽氣運行表裏不息。陽氣外浮，陰土之液猝疾而亂，上吐下利，外出毛竅，其陽浮外，無陰固之而發熱，其陰居內，無陽溫之而惡寒陰液不能灌漑肢末而四肢不舒陽氣不能順接表裏而手足厥冷主四逆湯助水土中元陽元陽復氣液運行表裏不息曰吐利汗出發熱惡寒四肢拘急手足厥冷者四逆湯主之

既吐且利小便復利而大汗出下利清穀內寒外熱脈微欲絶者四逆湯主之

小便半裏也大猛也下底下也清寒也穀生也內裏也外表也陰土陰液從上吐又從下利復利於表而猛出毛竅爲汗底下之陰而寒生裏寒表熱脈道幽微處之陰陽欲絶不續主四逆湯溫底下之陰以生其陽旣吐且利小便復利而大汗出下利清穀內寒外熱脈微欲絶者四逆湯主之

金匱指歸　霍亂篇卷之　十一

吐已下斷汗出而厥四肢拘急不解脉微欲絶者通脉四逆加猪膽汁湯主之

厥短也解舒也吐已下斷汗出而陽氣短於表裏四肢拘急不舒脉道幽微處之陽欲絶不續者主通脉四逆湯氣勝於味加猪膽汁味苦氣寒固水土金木之精氣合一陽開於子也曰吐已下斷汗出而厥四肢拘急不解脉微欲絶者

通脈四逆加猪膽汁湯主之

吐利發汗脈平小煩者以新虛不勝穀氣故也

平秋氣也陽浮半表吐利汗出脈道中陰失陽温化為秋氣曰吐利發汗脈平小半裏也煩陽失陰和也以因也新初也勝舉也穀氣生氣也半裏陰失陽温半表陽失陰和而煩者因半裏下初生之陽氣不足不能舉水土之生氣外固

其陽。曰。小煩者。以新虚不勝穀氣故也。

辨陰陽易差後勞復脉證

傷寒陰陽易之為病其人身體重少氣少腹裏急或引陰中拘攣熱上衝胷頭重不欲舉眼中生花膝脛拘急者燒褌散主之

陰得陽則開於子明於丣陽得陰則闔於午藏於丣之為二字指陽氣不藏於丣陰陽氣液不能交易表裏病其人之陽氣屈伸半裏上下不能

屈伸半裏下回還半表肌體之陰重而不輕曰傷寒陰陽易之為病其人身體重陽氣不藏於邪陰陽氣液短於半表氣道曰少氣少腹小腹兩旁也裏急不舒也陽氣不藏於邪小腹兩旁之陰不舒曰少腹裏急陰中陰陽交易之處拘攣拘牽連繫也陽氣不藏於邪陰中之陰陽氣液不能交易陰中拘牽連繫曰或引陰中拘攣

熱陽氣也、胷屬半裏上也、陽氣不藏於邪上衝半裏上、曰熱上衝胷、陽氣藏於邪頭部之陰輕而不重、陽氣不藏於邪頭部之陰重而不輕、曰頭重不欲舉、陽得陰則氣清而明、陽氣不藏於邪陰液不從子上承、陽失陰氣清明、曰眼中生花、膝脛屬半裏下也、陽氣不藏於邪半裏下陰筋不舒、曰膝脛拘急者、陰中屬陰陽交易之處、

籍婦人裩襠交易之氣使陽氣入陰以生其陰
主陰陽氣液交易表裏曰燒裩散主之。

燒裩散方

右取婦人中裩近隱處翦燒灰以水和服方寸
匕日三服小便即利陰頭微腫則愈婦人病取
男子裩襠燒灰
小便（症）半裏也微無也日三服燒裩散使半裏陰（功）

液得陽氣利於半表陰（木之通調）頭無腫則愈

大病差後勞復者枳實梔子豉湯主之若有宿食者
加大黃如博碁子大五六枚

大半表也病指一陽陽氣浮外也差不齊也後
半裏也勞火炎上也半表陽氣浮外不齊於午
半裏陽少土氣不疏火炎於上不復於下主枳（梔子豉湯）
實臭香形圓疏其土氣化陰土濁陰梔子苦寒

固半表上陽氣內闔於午黑豆體重得蒸盦之氣易重從輕為豉宣發半裏下陰氣外開於子土得陽疏陽得陰固陰得陽生陰陽氣液交易子午曰大病差後勞復者枳實（宿穀未化）梔子豉湯主之有得也宿住也食偽也若得土實不疏陰液住半裏下不和陽氣上齊於午陰液不上如人偽言爽約加大黃（藉苦寒之辛味）如大碁子大五六枚上固其陽

内疏土實曰若有宿食者加大黄如博碁子大
五六枚

枳實梔子豉湯方

枳實三枚炙 梔子十四枚擘 豉一升綿裹

右三味以清漿水七升空煮取四升内枳實梔
子煮取二升下豉更煮五六沸去滓温分再服
覆令微似汗

右三味象三陽也取新淨黃土以水攪之取七升象陰土之液得陽左升復於七也空四圍也空煮取四升象水得陽運則氣液環繞四圍也内枳實梔子煮取二升象二陰偶一陽也下豉再煮五六沸五土數象陰土之數得陽變於六也去滓溫分再服覆令微似汗再一舉而二也覆以衣被覆之也似嗣也象一陽舉二陰覆之

人身陰液犯陽氣内藏土中陰液不足半裏表下土中液少不足以濟土上陽氣内藏土中用小柴胡湯陰液有餘用麻黄湯運下之陰液上之陽之外陽已於土中

使幽微處陰液嗣於表還於裏也
傷寒差已後更發熱者小柴胡湯主之脉浮者以汗
解之脉沉實者以下解之
已止也後半裏也更再也陽不回藏於邪陰液
不生陽氣往来半表上無陰緩之不齊於午止
半表上不還半裏再發熱者主小柴胡湯運氣
益液闔陽於午曰傷寒差已後更發熱者小柴

胡湯主之浮陽浮也脈道之陽外浮肌表以陰土之液行於表外緩陽氣和於裏曰脈浮者以汗解之沉裏也半裏下土實以枳實梔子豉湯加大黃溫疏半裏下土實寒固半表上陽氣內闔於午曰脈沉實者以下解之

大承氣湯溫疏半裏下土實氣堅枳實梔子豉湯加大黃溫疏半裏下土實不堅讀者明之

大病差後腰以下有水氣者牡蠣澤瀉散主之
半表陽氣浮外不齊於午還於半裏半表下水
氣不上行從腰以下聚者主牡蠣味鹹氣平合
海藻鹹寒氣味固半表上浮外之陽水聚半表
下半表上陽土液少以澤瀉甘寒氣輕一莖直
上啟澤中水陰之精氣合括樓根酸甘化陰起
津液於脈中潤胃土之燥上和其陽半表下水

聚，半裏上陰液不能從予左運，易成痰涎。以蜀漆、葶藶辛平氣味，解在上痰涎，水聚腰以下，為濁水，不能外達肌表為汗，以商陸根苦寒氣味下之，曰大病差後，從腰以下有水氣者，牡蠣澤瀉散主之。

牡蠣澤瀉散方

牡蠣　澤瀉　栝樓根　蜀漆洗去腥

葶藶子　商陸根　海藻洗去鹹已上各等分
右七味異搗下篩為散更入臼中治之白飲和
服方寸匕小便利止後服日三
大病差後喜唾久不了了者胃上有寒當以圓藥溫
之宜理中丸
唾口液也久常於中也不了了不明也圓圓轉
也半表陽氣陰液不齊於午還於半裏其液留

半裏上喜從口唾陽氣陰液不齊於午還於半裏脾土陽藏失常其陽不明半裏下脾土半表上胃土有寒主用圓轉藥温生脾土之陰以藏陽脾土得温胃土不寒津液轉運適理中丸之理曰大病差後喜唾久不了了者胃上有寒當以圓藥温之宜理中丸

傷寒解後虛羸少氣氣逆欲吐者以竹葉石膏湯主

之、

解開也、後半裏也、羸瘦也、陰得陽則生五藏筋骨、陽得陰則生肌肉皮毛、五藏筋骨肌肉皮毛、俱陰也、陽不藏邪、而氣浮半裏、陽不生陰、陽開於予而氣浮半表、陰不生陽、陰陽氣液虛於表裏肌肉日瘦、曰傷寒解後、虛羸少氣短也、陽失陰生則氣短半表上、陽失陰固則氣逆半裏上曰

少氣氣逆欲之為言續也吐生也藏府中液少
欲接續陰陽氣液從子左生從午右生用竹葉
石膏湯主之竹葉石膏辛寒固天之金氣藏陽
於冊半夏辛平降半裏上氣逆藏府中陰液不
接續表裏取門冬根顆連絡不斷令結者解絕
者續合人參甘寒甘草粳米甘平外生其陽內
生其陰右七味象陽數得陰復於七闔午藏冊

也以水一斗象天生地成十數也煮取六升象陰數得陽變於六也去滓內粳米煮米熟湯成去米溫服一升日三服象一陽開於子三陽闔於午也

竹葉石膏湯方

竹葉二把 石膏一斤 半夏洗半升 麥門冬一升

人參三兩 甘草炙二兩 粳米半升

右七味以水一斗煮取六升去滓內粳米煮米熟湯成去米温服一升日三服

病人脉已解而日暮微煩以病新差人強與穀脾胃氣尚弱不能消穀故令微煩損穀則愈

已止也解開也微無也煩陽失陰和也病人脉道中陰液止於裏陽氣開於表而日暮時其陽無陰和之浮外而煩曰病人脉已解而日暮微

病人脉中陽氣已衰。陰降和緩，至日暮時微煩，以陽氣和應土

煩以因也新初也因病陽氣初開無陰液和陽氣齊於午曰以病新差與從也穀生也尚上也弱不强也陰從陽半表陽氣則强陽從陰半裏陰氣則生脾土陰氣不上胃土陽氣不强不能消化穀食曰人强與穀脾胃氣尚弱不能消穀故令使知其陽無陰和而煩減在下之陰益在上之陽前進半裏以生陰曰故令微煩損穀則愈

穀食

中陽之氣未足，不能強與穀食，穀食難也，難消於陽，故煩，脾土中陽之氣尚弱，胃土中陽之氣弱，脾食之穀不能消化穀食，難消，故令微煩，損減也。減穀食之味，脾土中陰陽相平，其煩自愈。病人脈已解而日暮微煩，以病新差，人强與穀，脾胃氣尚弱，不能消穀，故令微煩，損穀則愈。

金匱指歸　陰陽易差後勞復卷之一　十

痙溼暍篇

太陽病發熱無汗反惡寒者名曰剛痙

太陽病一陽陽氣先陰而開陽浮半表下無陰土之液外和其陽曰太陽病發熱無汗反回還也剛痙彊急也陽浮半表下無陰土之液和陽氣回還於巳交姤於午半裏上陰失陽溫而惡寒半表上經道之陰失陽氣陰液柔和彊而急

剛痙是半表經道之筋失陽氣陰液柔和彊而急

曰反惡寒者名曰剛痓

太陽病發熱汗出而不惡寒名曰柔痓

兩因辭柔不彊也太陽病陽氣先陰而開氣浮半表下發熱陰液隨陽氣外出毛竅為汗肌表之陰得陽氣外溫故不惡寒陰液外出毛竅為汗半表經道之陽失陰柔和致彊而急曰太陽病發熱汗出而不惡寒名曰柔痓

柔痓是陰液外出毛竅多半表經道之筋不柔而急

太陽病發熱脈沉而細者名曰痙為難治、

沉裏也、細不足也、為使也、太陽病陽氣光陰而閉無陰固之發熱陽浮半表無陰固之發熱半裏脈道中陽氣因之不足半裏脈道中陽氣因不足者明陽氣浮半表經道無陰固之彊而急陽浮半表不足半裏使陽氣陰液難治子午也曰太陽病發熱脈沉而細者名曰痙為難治、

太陽病發汗太多因致痓　夫風病下之則痓復發汗必拘急　瘡家雖身疼痛不可發汗汗出則痓

太陽開病陽浮半表陰液隨陽氣發揚半表太多者經道之陽因失其柔和致彊而急曰太陽病發汗太多因致痓　風陽氣也下之指底下陰土陰液也夫陽氣浮半表病底下陰土之液不和陽氣上舒半表半表經道之陽則彊而急

曰夫風病下之則痙復反也拘急不舒也反揚陰液外出毛竅多者半表經道之陽失其柔和必拘急不舒曰復發汗必拘急。

陽得陰則柔陰得陽則通雖設辭身可屈伸也瘡家患膿血出多陰液內少設陽氣屈伸表裏不足以內運關節中陰氣不可發揚陰液外出為汗經道之陽失其柔和則彊而急曰瘡家雖身疼痛不可

發汗汗出則痙

病者身熱足寒頸項強急惡寒時頭熱面赤目赤獨頭動搖卒口噤背反張者痙病也若發其汗者寒溼相得其表益虛即惡寒甚發其汗已其脉如蛇

己句作巳

病一陽陽氣屈伸半表不闔午藏卯浮外而身熱曰病者身熱陽不闔午藏卯底下之陰不溫曰足寒陰得陽則生陽氣不闔午藏卯陰土之

液不生其液不能柔和半表經道之陽致頸項強而不舒曰頸項強急陽浮半表不闔午藏卯半裏之陰失其陽溫證惡寒時午時也半表陽氣失陰固之闔午證午時頭熱面赤目赤陽得陰則靜陽浮半表不闔午藏卯半表上陽失陰靜證獨頭搖口屬半裏上也背屬半表上也陽浮半表不闔午藏卯半裏上環口經道之陰失

其陰不和、指脣口肌肉之陰失陽和潤、

失陽氣温潤其陰不和卒然口閉證卒口噤半表上經道之陽失陰柔和證背反張曰惡寒時頭熱面赤目赤獨頭動搖卒口噤背反張者痙病也寒陰氣也溼水氣也陽得陰不虛半表陰得陽不虛半裏若發揚陰土之液外出毛竅爲汗者汗水氣也半表肌體之陰與外出之水氣相得其陰外出不內和其陽其陽更虛半表不

汗出毛竅者為半表經道之陽失陰氣和其陽氣不能固迴巳展內闔午展外指明象如蛇行

闔於午半裏肌體之陰失其陽温其惡寒即甚日若發其汗者寒溼相得其表益虛即惡寒甚己己土也如往也蛇指巳時之陽也發揚己土陰液外出毛竅為汗者半表上脈道中陽氣無陰固（和）之往於巳闔於午日發其汗已其脈如蛇

暴腹脹大者為欲解脈如故反伏弦者痓

暴猝也腹復也欲之為言續也解舒也如往也

金匱指歸　痓溼暍篇卷之一　五

故承上起下之辭、陽氣從午猝復腹中未得陰（猝生陰氣未能和）
和其腹脹大、陽氣來復腹中脹大者為陽氣接
續半裏陰液從子、左舒（脈中）陰陽氣液往來表裏承
上起下、曰暴腹脹大者為欲解脈如故○伏匿藏
也、弦數也、陰液反匿藏半裏下陽氣反數半表
上者半表經道之陽失陰液柔和致痙、曰反伏
弦者痙○

夫痓脉按之緊如弦直上下行

按止也之指陰土液也緊不舒也夫痓病脉中陽氣止於半表不還半裏（生言表脉中）陰土陰液緊於半裏不舒半表曰夫痓脉按之緊如往也弦數也直不曲也陽無陰不曲陰無陽不行陽往半表無（脉中）陰和之而數（脉中）不從午曲還半裏以（脉中）舒其陰陰不從子行於半表以和其陽陽氣直行半表上下

金匱指歸　痓溼暍篇　卷之一　六

曰如弦直上下行。

痓病有灸瘡難治

有得也灸從久從火久常於中也火陽氣也瘡戕也人身肌肉得太陽陽氣內藏土中不失其常陰液外榮肌肉不受其戕賊痓病如得陽氣多浮少藏土中陰液失其流通肌肉受其戕賊而皮破肉損陰液失其流通難以和半表陽氣

治於午治於子也。曰痙病有灸瘡難治。
灸瘡亦名蓆瘡，分作艾火灸而成瘡論。
太陽病其證備身體強八八然脈反沉遲此為痙栝
樓桂枝湯主之
證候也，備成也，身體指半表上項背也，強不柔
和也，八八項背拘急不舒也，太陽病一陽陽氣
先陰從子左開浮半表下其候成半表上經道

金匱指歸　痙濕暍篇卷之一　七

中失陽氣陰液柔和項背拘急不舒曰太陽病
其證備身體強八八然沉濁默也陽氣先陰從
予左開半裏脈中陰液反重濁遲滯此為半表
栝樓桂枝湯
經道陽失陰柔半裏脈中陰失陽運主栝樓根
起脈中陰液柔和半表經道之陽桂枝湯溫半
裏上之陰陰液上起陽得陰柔半裏上陰得陽
溫陽氣陰液上半表上從午內闔曰脈反沉遲此

為痙栝樓桂枝湯主之六陰數也、九陽數也、右六味以水九升象陰數得陽交姤於午來復於子也、三陽數也、煮取三升分温三服微汗象三陰三陽氣液分運表裏以温經道肌表之陰也出進也發舒也陰液不前進經道肌表食頃啜熱稀粥助其藥力温舒經道肌表之陰曰汗不出食頃啜熱粥發

金匱指歸　痙濕暍篇卷之一　八

栝樓桂枝湯方

栝樓根二兩　桂枝三兩　芍藥三兩

甘草二兩　生薑三兩　大棗十二枚擘

右六味，以水九升，煮取三升，分温三服，微汗。汗

不出，食頃，啜熱粥發。

太陽病，無汗而小便反少，氣上衝胷，口噤不得語，欲

作剛痓，葛根湯主之。

太陽病一陽陽氣先陰從子左開無陰土之液外行半表以和其陽半裏陰液利下為尿應多而尿反少曰太陽病無汗而小便反少胷半裏上也陽氣左開半表下陰液不左行陰氣上衝半裏上曰氣上衝胷陽氣左開浮半表下無陰土之陰助陽氣交蒸於午半裏上環口經道之陰失陽氣温舒其陰不開口開不能語曰口噤不

得語陽氣左開陰不左行半表上經道失陽氣陰液柔和而強急曰欲作剛痙葛根湯主之主

主葛根湯

葛根甘平氣輕宣通半表上經道輸滯以治內麻黃苦温氣輕開通半裏下水氣以達外桂枝湯疏泄半裏上土氣温半裏上之陰半裏上陰温土疏陰陽氣液來復半裏上交蒸於午內闔半裏右七味象陽數得陰復於七以水一斗象

地天生成十數先煮麻黃葛根減二升象陰數
得陽正於八去上沫內諸藥煮取三升象三陽
陽數闔於午温服一升象一陽陽數開於子陰
液未開半表故覆取微似汗恐啜粥助其藥力
使陰液猛出毛竅不能和緩陽氣內闔於午故
不須啜粥

葛根湯方

葛根（四兩）　麻黃（三兩去節）　桂枝　甘草（炙）

芍藥（各二兩）　生薑（三兩）　大棗（十二枚擘）

右七味以水一斗先煮麻黃葛根減二升去沫内諸藥煮取三升去滓温服一升覆取微似汗不須啜粥餘如桂枝湯法將息及禁忌

痓為病胷滿口噤臥不著席脚攣急必齘齒可與大承氣湯

胃屬半裏上也齗齒上下相抵也痓為病一
陽陽氣光陰從子左開無陰和之浮半表下半
裏上陰失陽溫胃中氣滯而滿半裏上環口經
道之陰失陽氣溫舒而口噤陽氣由半表下浮
至半表上半表上經道之陽失陰液柔和強而
急仰臥不能著席陽浮半表上半裏下土氣不
疏陰筋不溫其筋從半表下後掣而腳攣急半

表上陽失陰固陽筋不柔其筋從半表上從掣而齘齒（牙相抵）與如也可與謂此病如此象則與否則句與大承氣湯溫多寒少重苦溫氣味溫疏半裏下土氣寒固半表上陽氣内闔於午日痙為病胷滿口噤卧不著席脚攣急必齘齒可與大承氣湯。

大承氣湯方 見陽明篇

太陽病關節疼痛而煩脈沉而細者此名中溼亦名溼痹溼痹之候小便不利大便反快但當利其小便

太陽病一陽陽氣先陰從予左開半裏關節之陰失陽氣温舒閉塞成冬疼痛半表關節之陽失陰液和之而煩曰太陽病關節疼痛而煩沉裏也而因辭細細微也名明也中讀作得溼陰水氣也痹閉塞不通也陽氣先陰從予左開半裏

脈中陽氣因之微陽氣因之微者此明得陰氣閉塞於裏也曰脈沉而細者此名中溼亦名溼痹怏急疾也陰氣閉塞不通之候是半裏陰氣閉塞不利半表半表陽無陰和急疾於表但當利半裏陰液外通半表以和其陽曰溼痹之候小便不利大便反快但當利其小便

溼家之為病一身盡疼發熱身色如熏黄也

一陽也身可屈伸也盡極也痙家指平素陽藏不足之人也之為謂病一陽陽氣先陰從子左開屈伸半表極於子不極於午半裏陰失陽温閉塞成冬而疼曰痙家之為病一身盡疼陽氣先陰從子左開發揚半表無陰固之而發熱曰發熱土得水禁其身不黄陽得陰明其色不晦陰液不和陽氣屈伸半表上交蒸於午土失

水穀其身黄陽失陰明其色晦黄如煙熏曰身
色如熏黄也
溼家其人但頭汗出背強欲得被覆向火若下之早
則噦或胷滿小便不利舌上如胎者以丹田有熱胷
上有寒渴欲得飲而不能飲則口燥煩也
陰得陽則生得陽則行平素(久迄)陽藏土中不足陰
液欠生欠行其人陽開半表氣浮但蒸胃土津

液從頭上出曰痙家其人但頭汗出陽得陰則柔得陰則和陽開半表氣浮無陰柔之則背強陽開半表氣浮無陰土之液外和其陽溫潤背部愛衣被覆之陽開半表氣浮半裏陰失陽溫向火溫之曰背強欲得被覆向火下降也之指半表陽氣也噦氣逆也呃也陽開半表氣浮若以苦寒氣味降之早則陽逆半表而氣呃曰若

下之早則噦陽開半表氣浮半裏上陰失陽運
半裏下陰液不利半表曰或胷滿小便不利以
因也丹田半表上也熱陽氣也胷半裏上也寒
陰氣也舌上如胎者因半表陽氣不闔於午半
裏陰失陽化舌上胎生曰舌上如胎者以丹田
有熱胷上有寒陽浮半表無陰潤之陰居半裏
無陽温之曰渴欲得飲而不能飲則口燥煩也

黃庭經尺宅寸田可治生註尺宅面也寸田兩眉間為上丹田心為絳宮田臍下三寸為下丹田

痙家下之額上汗出微喘小便利者死若下利不止者亦死

下底下也之指陽氣也陽藏底下不足陰土陰水氣不左行陽開半表氣浮但蒸胃土津液從半

裏頟上汗出，曰溼家下之，頟上汗出，幽微處陰氣不左行，逆半裏上，從口而喘，陰液利下，為尿不上和，陽氣闔午，陽無陰固，陰無陽舉，其氣散而不聚，曰微喘，小便利者死。若不定之辭，下半表下也，或陰土陰液從半表下，穀道旁下利不止，陽無陰固，陰無陽舉，其氣亦散而不聚，曰若下利不止者亦死。

風溼相摶一身盡疼痛法當汗出而解值天陰雨不止醫云此可發其汗汗之病不愈者何也蓋發其汗汗大出者但風氣去溼氣在是故不愈也若治風溼者但微微似欲汗出者風溼俱去也

風陽氣也溼陰氣也一一陽也身可屈伸也盡極也法象也陽與陰相摶表裏土土一陽陽氣從子屈伸極於午不能從午屈伸極於子半表

半裏下陰氣閉塞成冬不通疼痛病象當舒陰
土之液外出半表以緩其陽曰風溼相摶一身
盡疼痛法當汗出而解值當也人之汗以雨名
之云通作雲愈進也大猛也去行也在居也當
天之陰氣下降地之陰液止於右不行於左以
意會之天氣下降為雲地氣上升為雨此陰土
之液不上升可發揚陰土之液外出為汗其液

外出病浮外之陽不前進半裏何也蓋發揚陰土之液猛出毛竅者但陽氣行陰液居於毛竅其陰不和陽氣前進半裏藏於卯曰值天陰雨不止醫云此可發其汗汗之病不愈者何也蓋發其汗汗大出者但風氣去溼氣在是故不愈也微微似欲汗出是漐漐汗出也如治陽與陰相摶半裏土上但求漐漐似欲汗出者佳漐漐

汗出浮半裏土上之陽得其陰固陽與陰俱去
藏邪也曰若治風溼者但微微似欲汗出者風
溼俱去也

溼家病身疼發熱面黄而喘頭痛鼻塞而煩其脉大
自能飲食腹中和無病病在頭中寒溼故鼻塞内藥
鼻中則愈

溼家病陽浮半表上半表半裏下肌體之陰閉

塞成冬而身疼曰痙家病身疼陽浮半表上無
陰固之在外發熱曰發熱陽浮半表上半裏下
（水）陰不左運面部色黃曰面黃而喘鼻應天氣主
（土失水生）（半裏下水不左運面失半裏逆半裏之表土而喘）
清降陽浮半表上無陰固之以清降頭部之陰
失其陽通而痛其陽失其陰清而鼻塞其陽失
其陰和而煩曰頭痛鼻塞而煩大則為虛陽得
陰不虛半表陰得陽不虛半裏陽浮半表上失

陰固之曰其脉大食為陰陽浮半表上求陰濟之曰自能飲食腹復也中土也陽氣來復中土表裏氣和謂之無病曰腹中和無病寒陰氣也溼水氣也病陽氣浮居半表上不闔於午去藏於戼頭部中陰滯水留曰病在頭中寒溼故鼻塞頭中陰滯水留非麻黃湯能達其所何也陽浮半表上水留滯頭中若發其汗其水不但不

除其陽更浮而不闔内納也納藥鼻竅頭中所留之水從鼻中涕出陽無水阻其陽則前進半裏曰内藥鼻中則愈

溼家身煩疼可與麻黄加朮湯發其汗爲宜慎不可以火攻之

溼陰氣也身可屈伸也煩陽失陰和也疼陰失陽温也發舒也慎禁戒辭以因也攻治也陽浮

半表上不闔於午謂之火陽氣屈伸半表上無陰和之而煩陰居半裏下無陽温之而疼可與麻黄湯發揚半裏下水氣外通半表毛竅為宜加朮取甘温多汁温生肌土陰液和半表上陽氣内闔於午禁戒不可因陽氣浮半表上不闔於午用寒涼藥治之曰溼家身煩疼可與麻黄加朮湯發其汗為宜慎不可以火攻之右五味

五土數也以水九升九陽數也象陰液從中土
外出半表和陽闔午減輕也二陰數也先煑麻
黄減二升象陽數舉而陰從輕也去上沫内諸
藥煑取二升半象陰數得陽還半表陽數得陰
還半裏去滓温服八合象陰數得陽正於八陰
液未開半表故覆取微汗

麻黄加朮湯方

金匱指歸　痙溼暍篇卷之一　二十

麻黄三兩去節　桂枝二兩　甘草一兩炙
白术四兩　杏仁七十箇去皮尖
右五味以水九升先煮麻黄減二升去上沫内
諸藥煮取二升半去滓温服八合覆取微汗
病者一身盡疼發熱日晡所劇者此名風溼此病傷
於汗出當風或久傷取冷所致也可與麻黄杏仁薏
苡甘草湯

盡極也日晡所未申時處也劇甚也名明也病者病一陽陽氣屈伸半表上極於午陰土之液不和陽氣交蒸於午半裏下陰液不左開闔塞成冬而疼半表上陽無陰固而發熱至未申時處陽氣不去藏於卯其身疼發熱更甚者此明陽與陰相搏半裏土上此病傷於陰土液出當風吹之腠理氣閉或久傷取冷腠理氣閉致陽

方名麻黃杏仁薏苡甘草湯

與陰相搏半裏土上其陽不去藏邪也曰病者一身盡疼發熱日晡所劇者此名風溼此病傷於汗出當風或久傷取冷所致也可與麻黃杏仁薏苡甘草湯與麻黃苦溫氣味開腠理之閉杏仁苦溫滋潤滑利表裏關節之陰薏苡甘寒甘草甘平合苦溫氣味內和土氣外固不藏之陽右剉麻豆大每服四錢匕象陰陽氣液環轉

四方不息也水一盞半煎八分象一陽陽氣藏於卯合陰液轉運半表正於八也去滓温服得幽處陰液外達半表毛竅避風吹之

麻黃杏仁薏苡甘草湯方

麻黃半兩　杏仁十箇去皮尖　薏苡半兩

甘草一兩炙

右剉麻豆大每服四錢匕水一盞半煎八分去

滓溫服有微汗避風

風溼脈浮身重汗出惡風者防己黄耆湯主之

風陽氣也溼陰氣也陽得陰和脈道之陽不浮半表陰得陽舉身體之陰不重半裏半表之陽失其陰固而脈浮半裏之陰失其陽舉而身重曰風溼脈浮身重陽得陰不虛半表陰得陽不虛半裏水氣外出半表毛竅不和陽氣交蒸於

午去藏於邪表裏陽虛而惡風白汗出惡風者防己黃耆湯主之水氣外出毛竅不和陽氣交蒸於午去藏於邪防備己土中陰陽氣液皆虛主防己辛平甘草甘平外固其陽內安土氣黃耆白朮甘溫助土之氣液和內藏之陽右剉麻豆大每抄五錢匕象陽氣陰液藏於土中生薑四片大棗一枚取辛溫甘平氣味合化陰氣內

和肌表之陽水蓋半煎八分去滓温服象陽氣藏半裏下蒸陰液轉運半表正於八水氣不外出半表毛竅逆半裏上而喘者加麻黄半兩開腠理氣閉使陰液從子左開胃中指半表上土也不和者不疏也半表上土氣不疏者加芍藥三分疏其土氣半裏下經道不温其陽氣不從子左開上衝者加桂枝三分温經道之陰回陽

氣從子左開下半裏下也陳久也寒水氣也半
裏下久有水氣者加細辛三分温通幽微處水
氣左行服藥後陽氣回還半表無陰液以和之
其陽屈伸皮中如蟲蠕動從腰下如冰使生被
上又以一被繞腰下温令幽微處陰液外達半
表即差

防己黄耆湯方

防己一兩 甘草半兩炙 白朮七錢半 黃耆一兩一分

右剉麻豆大，每抄五錢匕，生薑四片，大棗一枚，

水盞半，煎八分，去滓，温服。

喘者加麻黃半兩。

胃中不和者加芍藥三分。

氣上衝者加桂枝三分。

下有陳寒加細辛三分。

服後當如蟲行皮中從腰下如冰後坐被上又
以一被繞腰下温令微汗差
傷寒八九日風溼相摶身體疼煩不能自轉側不嘔
不渴脈浮虚而濇者桂枝附子湯主之若大便堅小
便自利者去桂枝加白朮湯主之
註見太陽篇第六卷
風溼相摶骨節疼煩掣痛不得屈伸近之則痛劇汗

出短氣小便不利惡風不欲去衣或身微腫者甘草
附子湯主之
註見太陽篇第六卷
太陽中暍發熱惡寒身重而疼痛其脈弦細芤遲小
便已洒洒然毛聳手足逆冷小有勞身即熱口開前
板齒燥若發其汗則惡寒甚加温鍼則發熱甚數下
之則淋甚

中讀作得暍暑也陽得陰則氣液交蒸半表上
而為暑太陽陽氣先陰從子左開無陰土之液
和陽氣交蒸半表上得暑氣損去曰太陽中暍
陽得陰則固陽浮半表上無陰固之闔午曰發
熱陰得陽則温陽浮半表上半裏下陰失陽温
曰惡寒體為陰陰得陽則輕陽氣屈伸半表上
無陰固之闔午體之陰不輕而重其陰失其陽

金匱指歸　痙溼暍篇卷之一　二十六

運閉塞成冬不通而(疼)痛曰身重而疼痛弦數也
陽得陰不數陽不闔乍陽數半表上細微也陰
得陽不微陽不闔乍陽微半裏下荒空也陰得
陽不空陽不闔乍陰空半裏下遲不足也陰得
陽則足陽不闔乍陰液不足半裏下曰其脉弦
細荒遲小便半(痊)裏也已止也洒洒然寒慄貌無
陰液和陽氣交蒸半表上而為暑是半裏下(之水)陰

液止而不行得半表上暑氣損去肌表時寒毛聳曰小便已洒洒然毛聳無陰液和陽氣交蒸半表上而為暑戊土不熱無陽氣內藏半裏下而為冬己土不温曰手足逆冷小半裏也有質也勞火炎上也陽得陰則固陽浮半表上無陰以固其陽質火炎於上不屈伸半裏去藏於那即發熱陽浮半表上無陰土之液和陽氣交蒸

戊土胃土也陽土也

己土脾土也陰土也

於午內闔半裏其口不合而開其齒不潤而燥
曰小有勞身即熱口開前板齒燥陰得陽則生
陽浮半表上不闔於午去藏於戼陰土液少若
發揚陰土之液無陰液外達半表以固其陽其
陽更浮則惡寒更甚曰若發其汗則惡寒甚加
上也陽氣浮半表上陰液不足半裏下若暖機
鍼以藏其陽其陽不闔午藏戼則發熱更甚曰

暖機鍼則發熱甚此
是陰土液少不能和
陽氣內藏

加温鍼則發熱甚下降也陽浮半表上亦不闔午
藏邪數以苦寒氣味降之其陰液不能上達半
表則淋下更甚日數下之則淋甚
太陽中熱者暍是也汗出惡寒身熱而渴白虎加人
參湯主之
熱陽氣也暍暑氣也太陽陽氣先陰從子左開
得陽氣浮半表上者無陰土之液和陽氣交蒸

汗出惡寒不渴主桂枝湯
汗出身熱而渴主白虎加人參湯

於午而爲暑是也。曰太陽中熱者暍是也。陰液外出毛竅爲汗，不和經道中陽氣闔午半裏下陰失陽溫，曰汗出惡寒。陽氣屈伸半表上，其陰液外出毛竅爲汗，身熱而渴，主白虎湯肅降天氣，加人參甘寒氣味，和陽氣闔午，曰身熱而渴白虎加人參湯主之。

白虎加人參湯方

方解見太陽篇

太陽中暍身熱疼重而脈微弱此以夏月傷冷水水行皮中致也一物瓜蔕湯主之

太陽陽氣先陰從子左開陽浮半表上無陰液和陽氣交蒸於午得暑氣損去曰太陽中暍陽浮半表上無陰和之闔午曰身熱陰居半裏下無陽溫之曰疼重微無也脈中陽氣無陰助之

身熱疼重脈弱因陽爲水阻非麻黃湯服瓜蒂湯行皮中之水

日而脈微弱此身熱疼重脈弱因夏月冷水澡身其汗不得外出水行皮中其水阻陽氣浮外所致也水行皮中非麻黃所能療一物瓜蒂湯主之瓜蒂苦寒氣薄浮而升以苦寒氣味固浮外之陽以氣薄易升之物宣發皮中之水右一味剉末以水一升煮取五合象陽數藏於土中升水土之陰和陽氣開於子交姤於午成爲暑

主一物瓜蒂湯曰此以夏月傷冷水水行皮中所致也

令去滓頓服一氣服下取其氣壯易降易升也

瓜蔕湯方

瓜蔕二十箇

右剉以水一升煮取五合去滓頓服

金匱指歸 乙

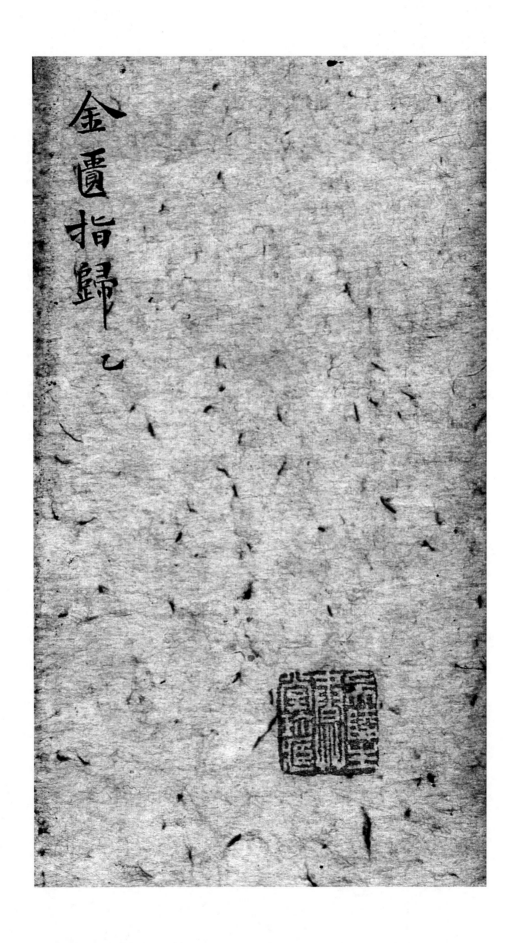

傷寒雜病論金匱指歸卷二

百合狐惑陰陽毒篇

論曰百合病者百脈一宗悉致其病也意欲食復不能食常默然欲卧不能卧欲行不能行飲食或有美時或有不欲聞食臭時如寒無寒如熱無熱口苦小便赤諸藥不能治得藥則劇吐利如有神靈者身形如和其脈微數每溺時頭痛者六十日愈若溺時頭

白 說文西方色也陰用事物色白从入合二二陰數也

不痛淅淅然者四十日愈若溺快然但頭眩者二十日愈其證或未病而預見或四五日而出或二十日或一月後見者各隨證治之

百從一從白一陽也白象陽數入（字彙文陰入陰二）二陰也又閉也合同闔宗本也悉知也致轉運之詞一陽陽氣從子左開得半裏之陰明半表上以生其陽從午（象合午也）右闔明半裏下以生其陰病一陽陽氣先

陰從子左闢無半裏下陰液和陽氣交蒸半表

上而為暑百脈一本知（陰之失）運轉之陽無陰液和之

交蒸為暑其陽不入二陰中從午右闔為病也

論曰百合病者百脈一宗悉致其病也食為陰

陽氣先陰從子左闢浮半表上胃土陰少意欲

求食以濟其陽陽浮半表上不從午右闔脾土

陽少不能蒸化穀食曰意欲食復不能食陽得

陰則明默然不明也陽失陰明曰常默然欲卧
求其靜也陽得陰則靜半表上陽失陰靜曰欲
卧不能卧陰得陽則運陽浮半表上不從午右
闔半裏下陰失陽運曰欲行不能行美甘也陽
無陰和陽氣往來浮於表裏半裏之陰偶得陽
温能化穀食曰飲食或有美時臭敗味也半裏
下陰失陽温不能化穀曰或有不欲聞食臭時

如往也似也陽氣往來浮於表裏陰陽氣液不交蒸子午為冬為夏其氣無寒無暑其形似寒無寒似熱無熱曰如寒無寒如熱無熱陽浮半表上無陰濟之以下降其火炎上則口苦半裏之陰得半表陽氣蒸運則小水清陽浮半表上不闔於午半裏之陰失陽氣蒸運則小水赤曰口苦小便赤諸別異之詞劇增也別異之藥不

能治此病之陽氣於子午得别異藥則增吐利如有神靈所使曰諸藥不能治得藥則劇吐利如有神靈者陽氣不交蒸子午為冬為夏其氣無寒無暑曰身形如和陽浮半表上不從午右闔半裏下脈道陽微陽浮半表上無陰和之其陽數曰其脈微數溺陰液也陽得陰則闔每於溺時陰液下利不上利浮半表上陽氣不能從

午右闔頭部之陰失其陽通曰每溺時頭痛者巳爲陽之六數亥爲陰之六數十數之具半表陽數得陰變於巳闔於午半裏陰數得陽變於亥開於子天生地成十數具陰陽氣液和利表裏矣曰六十日乃愈淅淅然者惡風狀也四字從口從八陽得陰不虛半表陰得陽不虛半裏如溺時頭不痛而惡風者此陰陽氣液虛於表

裏也得陰陽氣液口轉八方天生地成十數具則愈曰若溺時頭不痛淅淅然者四十日愈快急疾也眩亂也二偶數也陽得陰則靜而不亂如溺時陰液下出急疾半表上陽失陰靜而亂陽得陰偶闔於午藏於戼開於子明於戼天生地成十數具陰陽氣液和利表裏則愈曰若溺快然但頭眩者二十日愈頗早也見露也或未

病而早露其形曰其證或未病而預見四五日卯辰時也出見也或病陽氣至卯辰時無陰土之液明於卯震動於辰而見其形者曰或病四五日而出二陰也偶數也十日卯時也或二陰偶陽藏於卯曰或二十日一太陽也月太陰也後半裏也或太陽陽氣先陰從子左開太陰陰氣不開陽浮半表上無陰化之陰居半裏下無

陽通之顯露其形者各隨其候治陰陽子午也

日或一月後見者各隨證治之

百合病發汗後者百合知母湯主之

發明（揚）也汗陰土液也從半裏也人（至）身陰陽百脈

一本一陽陽氣先陰從子左開陽浮半表上明

陰土之液不和陽氣從午右闔還半裏下者取（主百合知母湯）

百合象形百脈一本主百合甘平微苦氣味固

半表上陽浮陰陽相交為知相生為母知母苦
寒苦為火味寒為金氣藉火味以生土之陽藉
天之金氣藏陽以生水之陰泉字篆形象陽氣
入二陰中其水方生此取泉水之意也右先以
水洗百合漬一宿當白沫出去其水別以泉水
二升煎取一升二陰數也一陽數也象二陰偶
一陽從午右闔別以泉水二升煎知母取一升

象二陰偶陽從予左開後合煎取一升五合分温再服五土數也再一舉而二也象一陽陽氣合陰土之液從予左開分温半表一陽舉二陰偶之從午右闔分温半裏也曰百合病發汗後者百合知母湯主之

百合知母湯方

百合七枚擘　知母三兩

右先以水洗百合漬一宿當白沫出去其水別以泉水二升煎取一升去滓別以泉水二升煎知母取一升後合煎取一升五合分溫再服

百合病下之後者百合滑石代赭湯主之

下降也文往也後半裏也一陽陽氣從陰從子左開瀉半表上無陰土之液和陽氣下降內闔於午往半裏下者主百合固半表上陽浮陽浮

金匱指歸　百合狐惑陰陽毒篇卷之二　七

半表上陰土氣滯以滑石甘寒色白體重入陰
土中滑利其氣陽浮半表上不藏半裏下以代
赭石苦寒色赤體重固陽氣從子更於左從午
代於右右先煎百合如前法象二陰耦一陽闔
於午也别以泉水二升煎滑石代赭取一升象
二陰偶一陽開於子也去滓後合和重煎取一
升五合分温再服象一陽陽氣合陰土之液從

予左開分温半表也一陽擧二陰偶之從午右闔分温半裏也曰百合病下之後者百合滑石代赭湯主之

百合滑石代赭湯方

百合七枚擘 滑石三兩碎綿裹 代赭石如彈丸大一枚碎綿裹

右先煎百合如前法別以泉水二升煎滑石代赭取一升去滓後合和重煎取一升五合分温

百合病吐之後者百合雞子湯主之

再服

吐出也（吸）。逆從也。後半裏也。一陽陽氣從子味出。右両

從半表上半裏陰土之液不足半表陽土者主

百合固半表上陽氣巽為雞為木黃土色也以

雞子黃甘平氣味（苦甘）和木土之氣溫潤半表上陽（陽）

土也了畢也右先煎百合如前法畢內雞子黃

攪匀煎五分温服五土數也象陽數得陰和半裏下陰土也

百合雞子湯方

百合七枚擘　雞子黄一枚

右先煎百合如前法了内雞子黄攪匀煎五分温服

百合病不經吐下發汗病形如初者百合地黄湯主

之

玉　唯　洲

經南北也吐酥也下降也發明也汗陰土液也

陰液未至半裏上作吐未至半表下作泄未至己毛竅汗出

十陽陽氣先陰從子左開病陽浮半表上不由

南主北陰液不左舒陽氣不右降明陰土液少

陰液

不和陽氣從午左開從午右闔曰百合病不經

絡

病象如前誤汗未已亦顯錄見所未字有渴病內係渴液不絡上之明用土之

陽少陰液以和之主百合地黃湯

吐下發汗病形如始陰土液少者主百合甘平

微苦固半表上陽浮地黃甘寒益土之液固陽

藏土中半裏陰得陽生半表陽得陰固陰陽氣液和於子午曰病形如初者百合地黄湯主之

右先煎百合如前法畢象二陰偶陽從午右闔内地黄汁一升煎取一升五合温分再服象一陽合陰土之液從子左開一陽舉二陰偶之中病勿再服大便半表也征也漆者服藥後半表陽氣當從半裏以生陰曰大便當如漆

金匱指歸　百合狐惑陰陽毒篇卷之二　十

百合地黄湯方

百合七枚擘　生地黄汁一升

右先煎百合如前法了内地黄汁煎取一升五合温分再服中病勿更服大便當如漆

百合病一月不解變成渴者百合洗方主之

一太陽也月太陰也解開也變化也通也洗洒洗足也~~米表尽安譌煮熟也餅齊也合也~~太陽陽

氣先陰從子左開太陰陰液不開陽浮半表上無陰液化之陰居半裏下無陽氣通之陽浮半表無陰土之液上潤陽土之燥成為渴者以百合一升水一斗漬之一宿以洗足足續也使陽氣繼續半裏下洗已食熱湯餅合陽於裏鹹屬水主降恐鹹味降之其水不合陽氣從子左升勿以鹹豉也~~百合病一月不解變成渴者百~~

主百合洗方曰百合病一月不解變成渴者百合洗方主之一月是足少陰[illegible]

金匱指歸　百合狐惑陰陽毒篇卷之二　十一

合洗方主之

百合洗方

百合一升以水一斗漬之一宿以洗身洗已食

煮餅勿以鹹豉也

一斗水不足以洗身想身字是足字譌明矣此

即内經云治上取下之法也

百合病渴不差者括樓牡蠣散主之

病陽氣先陰從子左開陽浮半表上無陰土之
液上潤陽土之燥渴不差者宜栝樓根酸甘化
主栝樓牡蠣散曰百合病渴不日差者牡蠣散主之栝樓根
陰啟脈中陰津上潤其燥牡蠣鹹平固陽氣下
降以生陰甲十四合病渴不差者栝樓牡蠣散主
主

栝樓牡蠣散方

栝樓根　牡蠣熬等分

金匱指歸　百合狐惑陰陽毒篇卷之二　十二

右為細末飲服方寸匕日三服

百合病變發熱者百合滑石散主之

病一陽陽氣先陰從子左開陽浮半表上無陰緩之發熱變易也易半表上陽氣從午右闔發揚半裏下者主百合甘平微苦氣味固半表上陽氣闔午陽浮半表上陰土氣滯以滑石甘寒體重入陰土滑利土氣右二味為散二陰數也

百合滑石散　百合病發熱者百合滑石散主之

散布也象二陰偶陽布半裏陰也飲服方寸匕
日三服當微利者止服熱則除三三陽也服行
也微幽微處也三陽陽氣行於半裏當幽微處
之陰利於半表不發熱者止服日百合病變發
熱者百合滑石散主之

百合滑石散方

百合一兩炙　滑石三兩

右二味為散飲服方寸匕日三服當微利者止服熱則除

百合病見於陰者以陽法救之見於陽者以陰法救之見陽攻陰復發其汗此為逆見陰攻陽乃復下之此亦為逆

半裏下陰土之陰得陽則養半表上陽土之陽得陰則養見半裏下陰土陽少者以淡味甘温

養陽法救護其陰開於子曰百合病見於陰者
以陽法救之見半表上陽土陰少者以淡味苦
寒養陰法救護其陽闔於午曰見於陽者以陰
法救之攻治也復再也爲使也逆不順也見半
表上陽土陰少者再以辛温法發其汗此使陽
氣不闔於午順於裏曰見陽攻陰復發其汗此
爲逆下降也之指半裏陰液也見半裏下陰土

液少者如再降半裏陰液此亦使陽氣不闔於
午順於裏日見陰攻陽乃復下之此亦為逆

狐惑之為病狀如傷寒默默欲眠目不得閉卧起不
安蝕於喉為惑蝕於陰為狐不欲飲食惡聞食臭其
面目乍赤乍黑乍白蝕於上部則聲嗄甘草瀉心湯
主之蝕於下部則咽乾苦參湯洗之蝕於肛者雄黃
熏之

陰字恐咽字譌

狐疑也惑亂也人身陰陽二氣環抱表裏而相
生半裏陰土得陽生則神志明而不疑半表陽
土得陰生則神志定而不亂之爲二字指陰居
半裏下不得於陽神志不明而多疑陽浮半表
上不得於陰神志不定而多亂曰狐惑之爲病
一陽陽氣先陰從子左開陽浮半表上無陰土
陰液和陽氣闔午藏丣曰病狀如傷寒默默不

明也欲貪愛也眠目合也閉闔也陽浮半表上
不得於陰其神志不明其目愛闔曰默默欲眠
閉闔也
陽不得陰其陽不闔於午其目欲闔而不得曰
目不得閉陽浮半表上不闔於午陰居半裏下
不開於子陰陽氣液不和表裏曰卧起不安蝕
敗創也喉半裏上氣管也應天道主清降咽半
表上食管也應地道主温升陽浮半表上無地

道之陰上升和陽氣從半裏上氣管下降喉中有創陰居半裏下無天道之陽下降和陰液從半表上升咽中有創曰蝕於喉為惑蝕於咽為狐半裏陰（脾）土得陽温自能蒸化穀食陰（脾土）失陽温（胃）陽土氣寒曰不（嗜好味也）欲飲食惡聞食臭面目屬半裏上也乍忽也赤陽氣也黑陰氣也陽浮半表半裏上陰氣過之其面目忽赤忽黑忽白曰其面

金匱指歸　百合狐惑陰陽毒篇卷之二　十六

目乍赤乍黑乍白上部半裏上氣管也嗄聲破也陽得陰和則氣管利而聲音亮陽失陰和則氣管有創而聲音破曰蝕於上部則聲嗄甘草瀉心湯主之陽浮半表上半裏下土味不足主甘草極甘培之陽浮半表上半裏下土冷氣寒以乾薑辛溫溫在下之陰以半夏辛平散結降半裏上水逆芩連苦寒堅金水表陰固陽闔午

應下

主甘草瀉心湯

筆名

陽浮半表上半裏下陰液不足以人參大棗多
汁助土之液以和陽陽內固陰陽氣液轉運中
土表裏上下相通狐疑惑亂之病自解右七味
象陽數得陰復於七以水一斗一斗十升也象
天生地成十數具煮取六升象陰數得陽變於
六也去滓再煎取三升象一陽舉二陰偶之來
復半裏也溫服一升日三服象一陽舉二陰偶

之來復半表也氣管近骨在咽管之上為上部
咽管近肌在氣管之下為下部咽因地氣以溫
潤咽管有創是地之陰液不能上升溫潤於咽
人身肌表之陰陽上下相通以苦參苦寒氣味
苦火味也寒冬氣也藉火味生土之陽堅肌表
之陰藉冬氣生土之水固肌表之陽陽內固陰
土溫洗之洗兩足也故以苦參煎湯去滓熏洗

兩足日三不煎服恐苦寒氣味傷土之陰陽也

曰蝕於下部則咽乾苦參湯洗之肛穀道也雄

陽也黃土也（是）土為陰得陽氣則土之陰運穀道

有創者以（故以雄黃重之）雄黃之陽氣運土之濁陰曰蝕於肛

者雄黃熏之

甘草瀉心湯方

甘草四兩炙　黃芩　乾薑　人參各三兩

半夏洗半升　黄連一兩　大棗十二枚擘

右七味以水一斗煑取六升去滓再煎取三升

温服一升日三服

苦參湯方

苦參一升以水一斗煎取七升去滓熏洗日三

雄黄熏法

雄黄一味爲末筩瓦二枚合之燒向肛熏之

病者脉數無熱微煩默默但欲卧汗出初得之三四
日目赤如鳩眼七八日目四背黑若能食者膿已成
也赤豆當歸散主之
數急疾也熱陽氣也微無也陽無陰和其氣則
疾陽無陰和其氣則煩病人病一陽陽氣先陰
從子左開陽浮半表脉道中急疾無陽氣浮外
發熱無陽氣浮外而煩曰病者脉數無熱微煩

默默不明也欲貪愛也陽得陰則明陽開半表
其液外出毛竅其陽不得於陰其神志不明但
貪愛靜卧曰默默但欲卧汗出初始也之指半
裏陰液也三四日寅卯時也赤火色也如往也
鳩聚也眼指半裏上也七八日午未時也四背
目四際也黑陰氣也始開之陽得陰則明得陰
下注詳請之
則明陽氣引達於寅明於卯陽氣上開於目失

半表裏陰氣清明火炎於上目色為之赤陽往半（至午未時）
表裏半裏上朱陰土之陰收用之自四際不明（從寅過之卯辰陰之手之部）
而黑白初得之三四日目赤如鳩眼七八日目
四背黑若能食者明無陽氣浮外發熱而煩祇
有脈道中陽氣往來表裏急疾是半裏下陰液（主赤小豆當歸散）
留滯不和其陽其液止而不行成膿也曰若能
食者膿已成也（赤小豆當歸散主之）赤小豆酸甘體重下行浸令芽

金匱指歸　百合狐惑陰陽毒篇卷之二　二十

出曝乾易重從輕宣發陰土之液和脈道之陽
當歸辛温有汁主和陽氣藏於土中右二味杵
為散漿水服方寸匕日三服二陰數也散者布
也象二陰偶陽布土中陰液和表裏脈道也田

赤豆當歸散主之

赤豆當歸散方

赤小豆三升浸令芽出曝乾 當歸十兩

右二味杵為散漿水服方寸匕日三服

陽毒之為病面赤斑斑如錦紋咽喉痛吐膿血五日可治七日不可治升麻鼈甲湯主之

陽半表也毒害也面指半裏上也太陽得半裏下陰土之液從子左開其陽不偏半表而為害之為二字指陽開半表不得於陰偏而為害陽開半表陰不左行血之壅遏半裏上陰氣抑遏面顏映之

也之陰液由陰半七注時至咽而咽不乾不痛下之陰半因陽清降於喉而喉不紅不痛

赤色雜斑斑形如錦紋曰陽毒之為病面赤斑斑如錦紋陰無陽不升陽無陰不降陽氣先陰從子左開半裏下陰液不能左升溫潤於咽半表上陽氣不能右降清利於喉陰液及血留滯半表半裏上肌(咽)絡之中不通而痛曰咽喉痛吐膿血五日辰時也七日午時也陰土之液得陽氣震動於辰其陽得陰可治於午曰五日可治

七日午時也

陰土之液不能得陽氣震動於辰其陽不治於

如主升麻鱉甲湯

午日七日不可治升麻鱉甲湯主之升麻甘平

能舉半裏下陰液上榮半表以和其陽鱉甲酸

平斂半表上陽氣藏半裏下以生其陰陽氣偏

害半表陰氣偏害半裏以雄黃蜀椒辛熱之陽

氣化陰土濁陰陰得陽則生陽氣偏害半表陰

液不足半裏以當歸辛溫汁濃甘草甘平味厚

老小二字讀之須清不可輕忽

益土之陰以配内藏之陽右六味以水四升煮取一升象陰數得陽變於亥環轉四方開於子也頓服一氣服下也老老陽也小半裏陰也再一舉而二也一氣服下象老陽來復半裏以生陰一陽舉得二陰偶之取陰土之液和利於表治陽於午曰頓服之老小再服取汗

陰毒之爲病面目青身痛如被杖咽喉痛五日可治

七日不可治升麻鱉甲湯去雄黃蜀椒主之
陰半裏也青木氣也陽生氣也之為指陰氣偏害半裏~~木氣不能外達半表~~曰陰毒之為病面目青陰氣偏害半裏陽氣不能屈伸表表~~表~~裏之陰不通而痛曰身痛如被杖陰氣偏害半裏陰土之液不足以上通咽喉曰咽喉痛五日辰時也陰土之液得陽氣震動於辰陰陽氣液可治

於午日五日可治。陰土之液不能得陽氣震動於辰陰陽氣液不可治於午日七日不可治升麻鱉甲湯去雄黃蜀椒主之陰氣偏害半裏陰土之液不足去雄黃蜀椒辛熱之陽以升麻鱉甲達木氣於左以當歸甘草味厚汁濃和左達之陽

（主升麻鱉甲湯去雄黃蜀椒）

升麻鱉甲湯方

升麻 當歸 甘草各二兩

蜀椒炒出汗一兩 鼈甲手掌大一片炙 雄黃半兩研

右六味以水四升煮取一升頓服之老小再服

取汗

瘧病篇

師曰瘧脉自弦弦數者多熱弦遲者多寒弦小緊者下之差弦遲者可溫之弦緊者可發汗鍼灸也浮大者可吐之弦數者風發也以飲食消息止之

瘧陵虐也弦不和也陽開於子陽得陰和其陽得陰不陵虐半表而發熱陽闔於午陰得陽溫其陰得陽不陵虐半裏而惡寒表裏陰陽不相

和而自相陵虐曰瘥脈自弦多勝也熱陽氣也脈道之陽從子左開陽失陰和（煩而數）其陽偏勝半表而發熱曰弦數者多熱遲不足也陽氣偏勝半表煩而數其陽不足半裏半裏陰失陽溫而惡寒曰弦遲者多寒小半裏也緊不舒也下指底下子時也差不齊也陽氣偏勝半表煩而數陰氣偏勝半裏不左舒者是陽氣不齊於子也曰

弦小緊者下之差。陰得陽則生，陽氣偏勝半表

煩而數，其陽不足半裏者，可用甘温法温生底

下之陰，回還半表以和其陽。日弦遲者可温之。

陽氣偏勝半表，陰氣偏勝半裏，半裏之陰不左

舒者，可用辛温法，發揚陰土之液外達半表以（或灼發鍼汗舒其陽）（毛竅）

和其陽。日弦緊者可發汗，鍼燒鍼也，灸灼也。（半表陽氣無和）

陰氣偏勝於表經而大弃是責涎推少陽經隨沮陽氣不和表裏也

為陽大則為虚吐舒也之指半裏下陰也陰得

可用吐法逆從區疫涎涎飲除之表之表自和
陽不虛半裏機緘中陽氣虛可灼機緘溫舒其
陰曰鍼灸也浮大者可吐之風陽氣也發揚也
陽浮鼓動半表少陰静之
陽氣煩數半表者是陰土之液不和陽氣發揚
半表也曰弦數者風發也食入於陰長氣於陽
消釋也止已也之指瘧字也陽氣發揚半表上
胃
若能食者是陽土中陰少陽多能分別水穀若
不能食者是半裏陰土中陽少陽氣不能蒸

運半表上得陽土中氣寒亦不能分别水穀其治法以能飲食不能飲食釋表裏陰陽偏勝之息已其瘧曰以飲食消息止之

病瘧以月一日發當十五日愈設不差當月盡解如其不差當云何師曰此結為癥瘕名曰瘧母急治之宜鼈甲煎丸

人在の時節令氣作循環於干支之理以因也三十日為一月十二辰

以閉也月太陰也一日太陽也子時也發揚也

為一日五日為一候十五日為三候應一節節氣見瘧之病·初起因瘧疾在
當主也十數之具下為東西上為南北五中央
表居之病滅則日之益經陽氣蓋運乃去之為汗瘧疾所吐易愈至一節
十數也日實也病瘧因太陰陰液不合太陽陽
氣不應當由愈回之病瘧以月一日為當由十五日愈如不愈是瘧疾未降
氣從子左開發揚出表以和其陽陽氣不從午
至二八卯氣得陽氣蓋運化出之為汗瘧疾所出月表當由緩回設不可者
本闔發揚半裏溫生其陰其治法主和陰陽氣
當由月表緩如再不愈是何故也曰如是不愈者當由五月此其運氣當
液尤實表裏轉運四方中央則愈由病瘧以月
瘧疾雅宜存正緩假陽氣持運外達之病雜名亦也明鑒士之
下日發當十五日愈盡極也癥腹中病也瘕假
陽不足於裏之瘧結居脇下成塊為瘧子之所以陰解宜揚下
也差愈也設不愈土本陰陰液上和陽氣極本

中則解，曰：設不差，當月盡解；如其不差，當云何？此
如成痼疾不解之勢急宜治除之陰通鱉甲煎丸
陰土之液結居脅下，不能假陽氣轉運半表，師曰：
此結為癥瘕，名明也，明陰土之液失陽氣轉運，
結居脅下成塊，象懷子之形，名曰瘧母，其陰僻
瘕脅下將成痼疾，不解之勢，曰急治之，宜鱉甲
煎丸。其陰僻處脅下，堅結成塊，適鱉甲、鼠婦、䗪
蟲、蜣螂四蟲，得陰溼中之陽氣而化生，能入僻

金匱指歸　瘧病篇卷之二　四

處內運堅結之陰以黄芩柴胡大黄牡丹半夏瞿麥葶藶烏扇芍藥桃仁十藥氣味苦平外堅金水表陰固其陽氣內疏陰土之陰達其木氣其陰僻處脇下液難左行胃氣易於化燥以石葦阿膠人參紫葳蜂窠五藥氣味甘寒和陽土之陽其陰僻處脇下脾土之氣少温以乾薑桂枝厚樸赤硝辛温氣味温脾土之陰右二十三

味為末取煆竈下灰一斗清酒一斛五升浸灰俟酒盡一半着鼈甲於中煮令泛爛如膠漆絞取汁內諸藥末為丸如梧子大空心服七丸日三服酒乃穀之精華釀成以清酒煮鼈甲如膠漆使脉中氣血營內禜外不失生生氣化之機

鼈甲煎丸

鼈甲十二分炙 烏扇三分燒即射干 黃芩三分 柴胡六分

鼠婦三分熬　乾薑　大黄　桂枝　石葦去毛
厚樸　紫葳即凌霄　半夏　阿膠　芍藥
牡丹　䗪蟲各五分　葶藶　人參各一分　瞿麥二分
蜂窠四分炙　赤硝十二分　蜣蜋六分熬　桃仁二分
右二十三味為末取煅竈下灰一斗清酒一斛
五升浸灰俟酒盡一半著鼈甲於中煮令泛爛
如膠漆絞取汁內諸藥末為丸如梧子大空心

服七丸、日三服、
千金方用鼈甲十二片、又有海藻三分、大戟一分、無鼠婦赤硝二味、
師曰陰氣孤絕陽氣獨發則熱而少氣煩寃、手足熱而欲嘔、名曰癉瘧、若但熱不寒者邪氣內藏於心外舍分肉之間、令人消爍肌肉、
陰氣、指半裏陰也、陰無陽生謂之孤絕、絕續也、

氣指半表陽也陽無陰偶謂之獨發發揚也半裏之陰無陽生其陰不繼續半表以偶其陽半表之陽無陰偶之其陽獨揚半表不還半裏以生其陰曰陰氣孤絕陽氣獨發少短也寬屈也陽得陰助其氣長而不短其氣伸而不屈陽無陰偶則短氣煩寃曰則熱而少氣煩寃手足應乎表裏嘔氣逆也陽氣發揚於表不藏於裏其

陽無陰偶之以右降氣逆半表上而欲嘔曰手足熱而欲嘔名明也癉單也明單陽無陰其陽陵虐半表而發熱無寒名曰癉瘧熱夏氣也寒冬氣也邪偏也心土藏也舍居也分肉半表半裏之間也陽土得陰助則肉生陰土得陽温則肉生若但有陽氣外發為夏令不有陽氣内藏為冬令其陽偏勝於外不内藏於土外居半表

半裏之間，陽土無陰生，陰土無陽生，肌肉消耗，

日若但熱不寒者，邪氣內藏於心，外舍分肉之

間，令人消爍肌肉。

溫瘧者，其脈如平，身無寒，但熱，骨節煩疼，時嘔，白虎

加桂枝湯主之。

溫陽氣也，陽氣陵虐半表，無陰偶之，其脈當數，

陽氣陵虐半表，其脈不數，如平人，此明陽氣偏

勝肌中不偏勝脉中曰温瘧者其脉如平身可
屈伸也陽氣屈伸陵虐肌中無肌表之陰失其
陽温而惡寒但有肌中之陽失其陰固而發熱
曰身無寒但熱骨屬陰主裏煩陽失陰和也陽
氣陵虐肌中無陰和之而生煩肌裏骨節之陰
無陽氣温之閉塞成冬而疼曰骨節煩疼陽氣
陵虐肌中無陰偶之以内藏時時氣逆欲嘔曰

時嘔，陽氣陵虐肌中，無陰偶之，以内藏主白虎湯，肅天氣清降其陽，加桂枝辛甘温，氣味温通肌裏骨節之陰，曰白虎加桂枝湯主之。

白虎加桂枝湯方

知母六兩 石膏一斤 甘草二兩炙

粳米二合 桂枝三兩

右五味，以水一斗，煮米熟湯成，去滓，温服一升，

日三

瘧多寒者名曰牡瘧蜀漆散主之

多勝也寒指半裏痰飲半裏陰失陽温也牡陽也陽氣偏勝半表痰飲偏勝半裏半裏陰失陽温多惡寒者明痰飲偏勝半裏上阻陽氣内闔

（注引徐彬曰瘧多寒者名曰牡瘧了蜀漆散主之）

午也以蜀漆辛平氣輕宣發半裏上痰涎雲母甘平體重氣輕龍骨甘平體輕氣濇斂半表上

陽氣藏半裏下以生其陰散脾土陰液布半表

上以和其陽~~甲瘧多寒者名曰牡瘧蜀漆散主~~

之

蜀漆散方

蜀漆洗去腥　雲母燒二日夜　龍骨

右三味杵為散未發前以漿水服半錢匕

附外臺秘要三方

牡蠣散方

牡蠣　麻黃各四兩　甘草二兩　蜀漆三兩

右四味以水八升先煮蜀漆麻黃去上沫得六升內諸藥煮取二升溫服一升若吐則勿更服

尤在涇按此係宋孫奇等所附蓋亦蜀漆散之意而外攻之力較猛矣趙氏云牡蠣耎堅消結麻黃非獨散寒且可發越陽氣使通於外結散

陽通其病自愈

愚按此瘧非蜀漆不能宣發半裏上痰涎從口吐出非雲母龍骨不能斂半表上陽氣藏半裏下以生陰土之陰牡蠣鹹平袛能軟堅不能斂其陽氣麻黄甘草治陰土之水不能斂陽氣藏半裏下生陰土之陰左行半表此瘧飲偏勝半裏上阻陽闔午非裏水腫病可比也如服此湯

反使脾土中真陰從毛竅泄出致陽氣外亡明者察之

柴胡去半夏加栝樓湯

治瘧病發渴者亦治勞瘧

柴胡八兩 人參 黄芩 甘草各三兩

栝樓根四兩 生薑二兩 大棗十二枚擘

右七味以水一斗二升煮取六升去滓再煎取

三升，温服一升，日三服。

此方是小柴胡湯加減法，若渴者，去半夏，加栝樓根四兩，非外臺秘要方也。

柴胡桂薑湯　治瘧寒多微有熱，或但寒不熱，服一劑如神。

柴胡半斤　桂枝三兩　乾薑二兩　栝樓根四兩

黄芩三兩　甘草二兩，炙　牡蠣二兩，熬

右七味以水一斗煮取六升去滓再煎取三升、
温服一升日三初服微煩復服汗出便愈
此方是太陽篇中柴胡桂枝乾薑湯非外臺秘
要方也、

金匱指歸 丙

傷寒雜病論金匱指歸卷三

中風歷節篇

夫風之為病當半身不遂或但臂不遂者此為痹脉微而數中風使然

陽得陰助則彊於左陰得陽助則彊於右風陽氣也之為指陽氣不得陰助陰氣不得陽助陽不得陰助陽開於左無陰液和陽氣彊於左半

經絡則主左半身經絡不為人用陰闔於右無陽氣和陰液彊右半身經絡則主右半身經絡不為人用曰夫風之為病當半身不遂臂手之臂也痹塞也陽得陰固不浮陰得陽運不滯陽浮半表肢臂之陰塞而不通曰或但臂不遂者此為痹微細也數陽失陰和也陰得陽助不微半裏陽得陰和不數半表半裏之陰失其陽溫

而微半表之陽失其陰和而數此得陽氣微於裏數於表使半身不遂爲痺之所以然也曰脈微而數中風使然

寸口脉浮而緊緊則爲寒浮則爲虚虚寒相搏邪在皮膚浮者血虚絡脉空虚賊邪不寫或左或右邪氣反緩正氣即急正氣引邪喎僻不遂邪在於絡肌膚不仁邪在於經即重不勝邪入於府即不識人邪入

於藏舌即難言口吐涎

寸口指半表上也浮陽浮也而因也緊不舒也

半表脈道陽浮半裏之陰因失陽氣温舒則為

寒曰寸口脈浮而緊緊則為寒浮陽浮半表也

虛陽虛半裏也陽浮半表上不藏半裏下則為

陰中陽虛曰浮則為虛搏至也邪偏也在居也

皮膚指表裏皮膚也陽浮半表上陰虛半裏下

陰陽氣液不相至陰不至半表上其陽偏居半表不闔於午陽不至半裏下其陰偏居半裏不開於子曰虛寒相搏邪在皮膚血陰也絡環繞也陽得陰不虛半表上陰得陽不虛半裏下陽浮半表上失陰生之陰虛半裏下失陽生之陰陽不能環繞表裏絡脈中氣液空虛曰浮者血虛絡脈空虛賊虐也寫輸也除也陽無陰闔其

陽為虐偏於左陰無陽開其陰為虐偏於右陰無陽開則陰不從子左輸以除其偏曰賊邪不寫或左或右邪氣陰氣也緩遲緩也急廹也正氣陽氣也引進也（急迫也）喎口不正也僻偏也陰失陽運其陰氣反遲緩於下陽失陰和其陽氣即廹（急）於上陽氣廹於上無陰液緩之前進半裏闔於午其陽為虐偏於左手足不為人用亦偏於左

其口喎斜反偏於右其陰為虐偏於右手足不為人用亦偏於右其口喎邪反偏於左曰邪氣反緩正氣即急正氣引邪喎僻不遂陰陽氣液由于左開循經絡外充肌肉皮膚痛癢皆知絡中氣液空虛不能外充肌肉則肌肉不仁曰邪在於絡肌膚不仁南北為經勝舉也陽浮半表上不能由南至北其體即重而不能舉曰邪在

於經即重不勝入逆也府軀殼也陽得陰則明陽氣外浮逆於軀殼肌表無陰和之其神即昏而不識人曰邪入於府即不識人藏裏也舌本有兩管上通於腦陽氣逆於藏裏舌本氣管失陽氣轉動舌即難言陽氣逆於藏裏半裏上之涎失陽氣轉運回還半表其涎從口吐出曰邪入於藏舌即難言口吐涎

人稟天地陰陽二氣而生長陰陽二氣包固體中轉運表裏無一息停流豈能漏洩如外風能由毛竅吹入陰陽二氣何能固之於裏而生長不知風為木氣稟水氣以生故風鼓動兼凉兼寒也人被風吹而有病是肌表中轉運之水偶被寒氣凝肅不行肌表氣塞表之陰失其陽溫而惡寒外衛之陽失其陰固而發熱經絡之陰

失其陽通而身疼頭痛氣道之水不行為痰為涎阻礙氣道或欬或喘經云夫風之為此四字謂人身陽氣外浮陽不得陰助不能強於左陰不得陽助不能強於右故病當半身不遂非謂外來之風由毛竅吹入於裏也候氏黑散中用礬石徐忠可云除溼解毒收澁心氣塞其空竅庶幾舊風盡出新風不受且必為散酒服至六

易經云周流六虛往來上下無常要空而不實塞始能塞之則陰陽二字不能流轉何須塞其空竅人身無數

十日止又常冷食使藥積腹中不下蓋漸浸心
不惡熱而惡寒其由陰寒可知若胃中之陽不
治風必不出故先以藥填塞胃中之空竅壯其
中氣而邪不內入勢必冰消既曰陰寒何能冷
食又曰若胃中之陽不治風必不出先以藥填
塞胃中之空竅請觀胃中空竅填塞陰氣尤甚
胃中之陽何能自治中氣何能自壯再者食

於胃所食之散亦入於胃其散之末何能至胃中空竅處先生名重一時語多疑義可想醫道之難也竊思礬味酸濇主收斂風陽氣也能斂浮外之陽陰得陽其陰方能蒸運表裏不息如常冷食使藥積腹中不下試思腹中所積之陰無陽氣運化豈非使腹變為死腹耶腹中陰氣不左行陽無陰固陽氣從之外脫侯氏黑散非

堵截外來之風之法也乃是固浮外之陽氣來
復腹中毋使陽脱之法也易説卦坤其於地也
為黑散布也外以礬石酸濇（軍味）斂其陽浮内以辛
温氣味布地中水氣和其陽以甘温氣味温土
藏陽以苦寒氣味堅肌表之陰固其陽以甘寒
多汁配内藏之陽此侯氏黑散之用意也方下
十二句中既曰温酒何得冷食必非侯氏語也

明者察之

侯氏黑散方

菊花四十分　白朮　防風各十分　桔梗八分

黄芩五分　細辛　乾薑　人參

茯苓　當歸　川芎　牡蠣

礬石　桂枝各三分

右十四味杵爲散酒服方寸匕日一服初服二

十日温酒調服禁一切魚肉大蒜常宜冷食六
十日止即藥積腹中不下也熱食即下矣冷食
自能助藥力

寸口脉遲而緩遲則為寒緩則為虛營緩則為亡血
衛緩則為中風邪氣中經則身癢而癮疹心氣不足邪
氣入中則胸滿而短氣

寸口半表也遲徐行也緩不足也寒陰氣也虛

陽虛也陽氣徐行半表因陽氣不足半裏以生陰裏陰失陽彊則爲寒陰不足半裏則不足半表以生陽表陽失陰彊則爲虛曰寸口脉遲而緩遲則爲寒緩則爲虛亡血陰虛也陰得陽則彊營内之陰血不足半裏爲半表陽氣不能内彊其陰而得半裏陰虛陽得陰則彊衛外之陽氣不足半表爲半裏陰虛不能外彊其陽而得

半表陽浮曰營緩則為亡血衛緩則為中風邪
氣陰氣也陰氣得於經道其陰在皮中欲得發
揚求搔之而外揚肌表之水不能得陽氣外達
留於毛竅搔之則皮外小腫曰邪氣中經則身
癢而癮疹心氣陽也入逆也胷半裏上也滿悶
也短少也陽氣不足半表經道陰氣逆於經道
中半裏上陰失陽運則胷悶陰液陽氣不足半

表經道而少氣曰心氣不足邪氣入中則胷滿
而短氣

風引湯方

大黄　乾薑　龍骨各四兩　桂枝三兩
甘草　牡蠣各二兩　寒水石　滑石
赤石脂　白石脂　紫石英　石膏各六兩

右十二味杵麤篩以韋囊盛之取三指撮井花

水三升煮三沸温服一升治大人風引少小驚
癇瘈瘲日數發醫所不療除熱方
方下云治大人風引少小驚癇瘈瘲日數發醫
所不療除熱方觀此數語無怪乎後學謂諸病
皆屬火也經云治病求其本病本不知藥方切
勿妄立
防己地黃湯治病如狂狀妄行獨語不休無寒熱其

脈浮

防己　甘草各一分　桂枝　防風各三分

右四味以酒一杯漬之絞取汁生地黃二斤㕮咀蒸之如斗米飯久以銅器盛藥汁更絞地黃汁和分再服

陽得陰則明病一陽陽氣外浮半表陽無陰和其神志昏亂不明而如狂狀曰病如狂狀半表

說文徐曰論難曰語語者午也言交午也吾言為語吾語辭也言者直言語者相應答

無陰則陽妄半裏無陽則陰獨語者午也半表無陰半裏無陽其陽時時求其陰和交蒸於午曰妄行獨語不休寒陰氣也熱陽氣也無半裏陰氣還於半表以和其陽無半表陽氣還於半裏以生其陰曰無寒熱其脈浮三字指上文諸病之形狀無陰土陰液和陽氣交蒸於午還於半裏以防己苦平甘草甘平地黃甘寒益液固

（曰半裏溫陽[illegible]以防己地黃入陽）

陽回還半裏以桂枝防風辛甘温氣味温通半裏經絡之陰回還半表地黄用二斤蒸之絞汁因陰土中陰液太少故多用藉酒氣辛熱使脈中氣血營内禜外不失表裏生生氣化之機

頭風摩散

大附子一枚 鹽等分

右二味為散沐了以方寸匕摩疾上令藥力行

風陽氣也陽浮半表頭部之陰不通而痛以頭
風摩散取附子辛熱温通頭部之陰以鹽味鹹
寒固陽氣從頭部經道回還半裏

寸口脉沉而弱沉即主骨弱即主筋沉即為腎弱即
為肝汗出入水中如水傷心歴節痛黄汗出故曰歴
節

寸口半表也沉浮之對也弱不彊也骨核也筋

核荄同

力也腎生也肝木也半表脈不浮而沉因半裏
之陽不彊曰寸口脈沉而弱半表脈不浮而沉
即主根核（水中）陽少曰沉即主骨根核（水為）中陽少即主
肉中力少曰弱即主筋肉中力少即為腎中生
陽少曰沉即為腎腎中生陽少即為木氣不左
達曰弱即為肝汗陰土液也出生也水中謂水
中有微陽之氣也微者隱處也陰土之液得陽

水字篆文與☵卦
豎起同式

而生入於水中得隱處陽氣方能並運曰汗出
入水中傷損也心土藏也如水中陽損土藏氣
寒曰如水傷心歷謂徧及之也痛陰失陽通也
陰中陽少陰氣徧及骨節不通而痛曰歷節痛
黃土色也水液藏土中得陽氣蒸運流通表裏
其汗出不黃水失陽氣流通表裏其汗出色黃
曰黃汗出黃汗留於骨節中故曰歷節

趺陽脈浮而滑，滑則穀氣實，浮則汗自出。少陰脈浮而弱，弱則血不足，浮則為風，風血相搏，即疼痛如掣。盛人脈濇小，短氣，自汗出，歷節疼不可屈伸，此皆飲酒汗出當風所致。

趺跗同，足背也。足背屬半裏下。浮，陽浮也。滑，利也。半裏下脈道陽浮利外，因陰氣不能固陽利內，曰趺陽脈浮而滑。穀，生也。實，充也，虛之對也。

半裏下脈道陽浮利外則生陽之氣充外虛內
日滑則穀氣實半裏下脈道陽浮利外則陰土
之液亦從半裏下外出為汗日浮則汗自出少
陰二字非指少陰經也謂陰土少陰也半裏下
陰土少陰半裏下陽失陰固而氣浮於外半裏
下陰失陽彊而弱於內日少陰脈浮而弱半裏
下陽失陰固陰失陽彊而陰血不足於內日弱

則血不足。搏索持也。浮則為陽氣浮、陽浮半裏
下不內固於裏溫生其陰陽氣陰血相持半裏
下表裏陰氣閉塞成冬、不通而疼痛如掣、曰浮
則為風、風血相搏即疼痛如掣。半裏下陽得陰
固則陰利而陽殭、壯盛之人、脈當滑利而大、其
脈濇而不滑、小而不大、是氣道之陽失陰氣內
固半裏下、殭於半表陰氣偏及表裏骨節中閉

塞成冬而疼其疼不能屈伸壯盛之人證脈如
斯此係飲酒過多酒氣辛熱陰土之液得酒熱
之氣從毛竅外出爲汗其汗出時值風凉之寒
氣外肅肌表陽浮氣道骨節中陰氣失其陽運
所致曰盛人脈濇小短氣自汗出歷節疼不可
屈伸此皆飲酒汗出當風所致
諸肢節疼痛身體尪羸脚腫如脫頭眩短氣温温欲

吐桂枝芍藥知母湯主之

諸於也肢節內應脾土尩羸瘦弱也人身肌肉屬土土之陰得太陽大氣轉運表裏生化不息則肌肉日豐於陽氣不能內運脾土之陰陰氣閉塞成冬則疼痛土之陰失陽氣轉運表裏生化有虧則肌肉日瘦日諸肢節疼痛身體尩羸脫離也腫從肉從重肉屬土土之氣重則壅壅

則腫癰之所以然者是太陽大氣不足以轉運脾土之陰其脚腫若肉離骨也曰脚腫如脫眩亂也半表上陽得陰清頭不眩亂半表上陽得陰助氣長不短陰居半裏下失陽氣轉運半表上以清其陽陽居半表上無陰助之則頭眩短氣曰頭眩短氣溫溫陽氣也欲之為言續也半裏下脾土之陰失陽氣溫溫接續從子上吐曰

主桂枝芍藥知母湯

温温欲吐，桂枝芍藥知母湯主之。肢節之陰不通，以桂枝辛温，温表裏經絡之陰。生薑辛温，化氣横行。芍藥苦平直泄，疏泄左右土氣。陰盛於裏，陽氣不附子時而開。以附子大辛大熱，温水土之陰，開元陽於子。肢節中陰氣閉塞成冬，冬以麻黄苦温，開肢節之陰。防風甘温，助土之氣，防閉陽氣外泄。白朮甘温多汁，助土之液，配内藏之陽。

陰陽相交為知相生為母陽居半表上陰居半裏下以知母苦寒固陽於裏生其陰右九味以水七升象陽數得陰變於九復於七煮取二升温服七合日三服象二陰偶陽復於七還於裏復於表也

桂枝芍藥知母湯方

桂枝四兩 芍藥三兩 甘草 麻黃

附子各二兩炮　白术　知母　防風各四兩
生薑五兩
右九味以水七升煮取二升温服七合日三服
味酸則傷筋筋傷則緩名曰泄鹹則傷骨骨傷則痿
名曰枯枯泄相搏名曰斷泄營氣不通衛不獨行營
衛俱微三焦無所御四屬斷絶身體羸瘦獨足腫大
黄汗出脛冷假令發熱便為歴節也

酸木味也木喜條達木曲則作酸傷損也筋力也肉中之力氣之元也名明也泄洩同漏也木味還於右不達於左酸味上溢於口木味不達於左木氣曲而不直則損肉中之力肉中力損則氣之元陽不足於肉中此明陰無陽舉陰液漏下曰味酸則傷筋筋傷則緩名曰泄鹹水味也水潤下作鹹骨肉中核也痿痹也痹者卑下

周禮天官鄭註童枯不稅疏山林不茂為童山澤無水為枯

也水潤下則損骨中之陽骨中陽損卑下之陰不通則痹此明卑下陰無陽通陰無陽生而枯曰鹹則傷骨骨傷則痿名曰枯斷絶也陰無陽生而枯陰無陽舉而漏陰陽相持表裏而絶陰液漏下無陽上舉曰枯泄相搏名曰斷泄營陰也衛陽也御主也四屬指四方維繫之陰陽也假令告戒也陰得陽則通陽得陰則行陰無陽

通陽無陰行表裏營陰衛陽俱微上中下三焦
陽氣無所主四方維繫陰陽之氣絶而不續由
是半裏陰無陽温陰無陽生陰無陽運陰土之
液獨注於下不前進予中左運半表外達毛竅
以和其陽告戒後學陽氣發揚半表不還半裏
便使陰氣偏及骨節不通而痛曰營氣不通衛
不獨行營衛俱微三焦無所御四屬斷絶身體

羸瘦獨足腫大黄汗出脛冷假令發熱便為歷節也

病歷節不可屈伸疼痛烏頭湯主之

病陽氣外浮陰氣徧及節中閉塞成冬不可屈伸疼痛烏頭湯主之（主烏頭湯曰病歷節不可屈伸疼痛）純黑為烏黑水色也頭陽也象陽氣從水中生此烏頭命名之義也烏頭氣味較附子辛熱尤甚用五枚㕮咀以蜜二升

煎取一升即出烏頭烏頭之陽性急蜜味甜而
性緩取烏頭之汁入蜜中象陽氣從水中生緩
緩行於土中也陰氣徧及節中故用五枚之多
麻黃苦溫開腠理肢節之陰芍藥苦平直泄疏
泄半裏下土氣黃耆甘溫培表裏土氣甘草甘
平固陽氣還半裏下溫生其陰右四味象陰陽
氣液圜繞表裏分別八方以水三升煮取一升

象三陽復於一去滓内蜜煎中更煎之服七合
象陽氣和緩陰液復於七陰陽相交為知不知
謂陰陽氣液不交於予其疼痛不解者盡服之

烏頭湯方　亦治脚氣疼痛不可屈伸

麻黄　芍藥　黄耆　甘草各三兩炙

烏頭五枚㕮咀以蜜二升煎取一升即出烏頭

右四味以水三升煮取一升去滓内蜜煎中更

煎之服七合不知盡服之

礬石湯　治脚氣衝心

礬石二兩

右一味以漿水一斗五升煎三五沸浸脚良

脚脛也脛膝以下骨也膝以下屬半裏下心身之中也半裏下陰氣不從子時和陽氣左開反上衝半裏身之中取礬石味酸澁斂半表陽氣

以礬石師

從午時右闔用新淨黃土以水攪之取一斗五
升入磬石煎三五沸浸脚良三五八數也象陰
土之陰合陽氣從子左開正於八也

古今録驗續命湯　治中風痱身體不能自收持口
不能言冒昧不知痛處或拘急不得轉側

麻黃　桂枝　甘草　乾薑
石膏　當歸　人參各三兩　杏仁四十粒

川芎一兩五錢

右九味以水一斗煮取四升溫服一升當小汗薄覆脊憑几坐汗出則愈不汗更服無所禁勿當風并治但伏不得臥欬逆上氣面目浮腫

人身手足運動舌轉能言全賴陰陽二氣為之痱下也得陽氣浮半表上無陰液固陽氣還半裏下運動肌體關節之陰曰中風痱身體不能

自收持口不能言冒覆也陽覆半表上無陰氣
固陽闔午向幽昧處去藏於卯曰冒昧陰陽相
交為知半裏之陰不交於左半表之陽不交於
右裏陰失其陽通其痛處忽在彼忽在此以手
按摩痛處又不知所痛曰不知痛處或拘急不
古今錄驗續命湯同
得轉側以麻黃苦溫開半裏下陰土之陰交於
左桂枝辛溫溫表裏經道之陰甘草乾薑氣味

甘温温陰土之陰以藏陽杏仁苦温柔潤滑利關節中陰滯當歸芎藭氣味辛温温運血中陰滯人參甘寒多汁和内藏之陽右九味象陽數得陰復於九以水一斗煮取四升象地天生成十數圍繞八方温服一升當小汗象半裏陰土之液合一陽陽氣開於子薄覆脊憑几坐藥服下用薄棉衣覆其背令藥之氣味易於下行從

左上升陰土之液得和陽氣前進半表經道回還半裏則愈不汗更服無所禁勿當風無所禁者勿因不汗而勿服也并治但伏不得卧伏伏藏也陽氣在上陰氣在下但求陽氣伏藏於下而不得故外證不得卧欬逆上氣面目浮腫

千金三黄湯　治中風手足拘急百節疼痛煩熱心亂惡寒經日不欲飲食

麻黄五分　獨活四分　細辛　黄耆各二分

黄芩三分

右五味以水六升煮取二升分温三服一服小汗出二服大汗出心熱加大黄二分腹滿加枳實一枚氣逆加人參三分悸加牡蠣三分渴加栝樓根三分先有寒加附子一枚

得陽氣浮半表上不還半裏下手足之陰失其

陽温故拘急不舒，身體百節之陰失其陽温閉塞不通故疼痛，陽浮半表上無陰和之故煩熱心亂肌表之陰無陽温之故惡寒，脾土之陰不温胃土氣寒不熱故經目不欲飲食，如此病勢無甘寒多汁之藥何能和其陽，無温通經道之藥何能運轉其陽，無甘温幷行之藥何能温土藏其陽。又方下云，一服小汗出，二服大汗出，心熱加大黃腹滿加枳實氣逆加人參等語全不知病為何病風為何物人之壽命雖屬天數當此病時已經痛苦萬狀如此治法豈不令病者增其痛苦耶勸業醫者觀人之病當如己病也

近效术附湯　治風虛頭重眩苦極不知食味煖肌補中益精氣

白术一兩　附子一枚半炮去皮　甘草一兩炙

右三味剉每五錢匕薑五片棗一枚水盞半煎七分去滓溫服

風陽氣也陽得陰助則強於表陽失陰助則虛於表曰風虛陽氣虛於表半裏上頭部之陰失陽氣溫運重而不輕曰頭重陽得陰和則靜陽失陰和則眩曰眩極至也半表之陽苦無陰和不至於午半裏之陰苦無陽生不至於子曰苦

此方是金匱腎氣丸方崔氏八味四字是後學之議也

極不知食味煖陽也肌土也使陰陽二氣和於中土則謂之（煖肌）補中陰土之陰得陽氣溫生則謂之益精氣（以近族白朮爲耳）白朮甘溫多汁益土中之液和半表之陽甘草大棗甘平氣味益土中之味以固其陽附子辛溫益水中之陽生薑辛溫化氣橫行疏泄土中水氣

崔氏八味丸　治脚氣上入少腹不仁

熟地黃八兩　山茱萸　山藥各四兩　澤瀉
牡丹皮各三兩　茯苓　桂　附子各一兩炮
右八味末之煉蜜和丸梧子大酒下十五丸日
再服
腳脛也脛膝以下之骨也入逆也仁春氣也木
氣也陽氣上逆半表上半裏下失春氣溫生木
之根核曰腳氣上入少腹不仁以地黃甘寒多

崔氏八味丸方

汁培土之液、山藥甘平培土之氣、牡丹皮辛寒、堅金水表陰固土之氣、山茱萸味酸斂陽氣還半裏下温生木之根核、澤瀉茯苓淡甘舒通澤中水氣囘還半表上、以和其陽、桂枝辛温温通表裏經道之陰、附子辛温温水土中元陽從子左開右八味象陰數得陽正於八末之煉蜜和丸、丸員轉也象陰陽氣液員轉表裏毋失其時

也、

千金越脾加朮湯　治肉極熱身體津脫腠理開汗大泄厲風氣下焦脚弱、

麻黄六兩　石膏半斤　生薑二兩

甘草二兩　白朮四兩　大棗十五枚

右六味以水六升先煮麻黄去上沫内諸藥煮取三升分温三服惡風加附子一枚炮、

肉指陽土也土極熱致身體陰津越外腠理開汗大泄此屬陽氣熱於陽土不熱於陰土下焦陽虛而脚弱以麻黃六兩先煮重苦温氣味使（子金琳評加朴白兩）之下行先温舒陰土之陰以石膏半斤重辛寒氣味堅金水表陰固陽土之陽火能生土陽土極熱土味不足於下以甘草極甘培之水越外以生薑辛温化氣横行疏泄腠理中水氣毋使

金匱指歸　中風歷節篇　卷之三　二十七

內停爲瘡瘍陰津越外不足於內用大棗十五枚合白朮甘温多汁益陰土之液配內藏之陽右六味以水六升象地支十二數先煮麻黄去上沫內諸藥煮取三升分三服象三陰三陽之數闔於午開於子也如汗出多而惡風者加附子一枚温水土中元陽

血痹虛勞篇

問曰血痹之病從何得之師曰夫尊榮人骨弱肌膚盛重因疲勞汗出卧不時動摇加被微風遂得之但以脈自微濇在寸口關上小緊宜鍼引陽氣令脈和緊去則愈

血陰也痹閉塞不通也骨主裏肌膚主表夫陽氣尊榮於表其人裏弱表強曰夫尊榮人骨弱

陰氣閉塞不通何由得此

[illegible]

盛

肌膚盛重複也疲乏也勞火炎上也臥伏也陽（或勞錯）
氣重複半表陽乏半裏火炎於上肌土中陰液
隨陽氣泄出為汗陽氣重複半表上伏藏不時
動搖於外曰重因疲勞汗出臥不時動搖被表
也風陽氣也陽氣重複半表上半裏下衰微之
陽不足以運動其陰遂得陰氣閉塞不通之病
曰加被微風遂得之陽得陰助不微半表上半

裏下陰氣閉塞不通半表上脈道中陽氣因自
微寸口半表上也半表上陽土得陰助則滑利
而不濇陽失陰利則濇在半表上曰濇在寸口
關上半裏下也半裏下陰土得陽温則氣舒而
不緊陰失陽温則緊在半裏下宜煖機鍼引半
表上陽氣回還半裏下令半表上脈道中陽得
陰助半裏下脈道中陰得陽温曰關上小緊宜

鍼引陽氣令脈和緊去則愈

血痹陰陽俱微寸口關上微尺中小緊外證身體不仁如風痹狀黃耆五物湯主之

寸口關上指半表半裏也陰得陽溫不微半裏陽得陰助不微半表陰氣閉塞不通表裏陰陽俱微曰血痹陰陽俱微寸口關上微尺中指半裏下陰土之陰也外表也證明也身體不仁謂

肌膚痛癢不知也半裏下陰土之陰無陽氣温
舒半表表明陰陽氣液俱微於表裏肌膚痛癢
不知如陽氣閉塞不行狀曰尺中小緊外證身
主黃耆桂枝五物湯
體不仁如風痹狀黃耆桂枝五物湯主之主黃
耆甘温益表裏土氣桂枝辛甘温通表裏經道
之陰芍藥苦平疏泄表裏土氣生薑辛温化氣
横行用六兩取其氣壯疏泄表裏土中水氣大

棗甘平味厚汁濃用十二枚培表裏土中陰液以和其陽右五味象陰陽氣液從中土生以水六升象陰數得陽變於六煮取二升温服七合日三服象二陰偶陽來復於七同還表裏也

黄耆桂枝五物湯方

黄耆三兩 芍藥三兩 桂枝三兩 生薑六兩

大棗十二枚擘

坤卦得乾卦之陽則生男乾卦得坤卦之陰則生女

右五味以水六升煮取二升温服七合日三服

夫男子平人脈大為勞脈極虛亦為勞

男子得乾是之陽也

半裏陰土得陽生謂之男子半表陽土得陰生

表言裏字和陰陽相生

謂之平人大則為虛勞火炎上也陽得陰生不虛半表火不炎上陰得陽生不虛半裏火亦不炎上陽不得陰生則虛半表而火炎上陰不得陽生則虛半裏而火亦為之炎上曰夫男子平

金匱指歸　血痹虛勞篇卷之三　四

人脈大為勞脈極虛亦為勞

男子面色薄主渴及亡血卒喘悸脈浮者裏虛也

薄厚之對也半裏陰土得陽生面色厚而不薄陰土之陰失陽氣温生則面色薄而不厚曰男子面色薄亡失也血液也半裏陰土之陰失陽氣温生半表陽土之液即少曰主渴及亡血卒急也暴也喘悸氣不平也陰土得陽温陽土得

陰和表裏機圓氣暢陰土失陽溫陽土失陰和表裏氣機急而不平暴生喘悸曰卒喘悸半表脈道陽無陰和而氣浮半裏脈道陰無陽溫而氣虛曰脈浮者裏虛也

男子脈虛沉弦無寒熱短氣裏急小便不利面色白時目瞑兼衄少腹滿此為勞使之然　勞之為病其脈浮大手足煩春夏劇秋冬差陰寒精自出痠削不

無寒熱三字非謂外無寒熱也

能行。

男子脉浮弱而濇為無子精氣清冷

沉陰也弦損也陰土失陽生半裏脉道中陽虛陰損曰男子脉虛沉弦寒冬氣也熱夏氣也陰土失陽生無秋冬陽氣內藏以養其陰無春夏陰液温升以養其陽曰無寒熱急迫也半表陽土得陰養之其氣長而不短半裏陰土得陽養之其氣舒而不迫半表陽失陰養半裏陰失陽

養曰短氣裏急陰土失陽生半裏陰液不利半表土榮於面部曰小便不利面色白瞑合目也衄鼻血也少腹屬半裏下也陰得陽則開陰失陽開故時目合陽得陰則闔陽失陰闔陽絡不固故鼻衄半裏下陰土失陽踈故少腹滿此為火炎於上不藏於下使諸病之所以然也曰時目瞑兼衄少腹滿此為勞使之然　火炎於上為

病其陽浮半表半裏上而大曰勞之為病其脈浮大手足應乎表裏劇甚也差不齊也火炎於上為病脾土陰液不能温升半表養春夏之陽其陽甚於外又無陰液固陽氣內藏半裏養秋冬之陰齊於子曰手足煩春夏劇秋冬差痠痛也削弱也火炎於上為病陰土氣寒陰精不能內固於裏外充肌肉從半裏下精竅遺出肌體

痛弱不能行走。曰。陰寒精自出。痠削不能行。弱不強也。濇不滑也。陽得陰則強而滑。陰土失陽生。半表之陽失陰氣強而滑爲無半裏下陰液陽氣從子左開。陰土精氣寒而不温。曰男子脉浮弱而濇爲無子。精氣清冷。

夫失精家。少腹弦急。陰頭寒。目眩髪落。脉極虚芤遲爲清穀亡血失精。脉得諸芤動微緊。男子失精。女子

夢交桂枝龍骨牡蠣湯主之

失遺也弦損也急廹也陰頭腎莖之頭也夫遺精家陰土中陽損陰廹於裏莖頭之陰失陽氣温養而寒曰夫失精家少腹弦急陰頭寒陽氣上開於目得陰液和之則静而不眩陰液和陽氣上榮於表則髮不落陰土中陽損陰液不生陽氣上開無陰液静養則目光眩亂無陰液和

陽氣上榮於表則髮落曰目眩髮落乾空也遅
緩也清寒也穀生也亡失也血液也陽土得陰
不空半表陰土得陽不空半裏脈中陽氣極於
表不還半裏半裏下陰液空虛無陰液緩半表
上陽氣回還半裏下為陰土寒生失液遺精曰
脈極虛乾遅為清穀亡血失精諸之也動靜之
對也緊堅也陰液無陽生半裏脈中得之液空

男子遺精是陽求陰濟而不得女子夢交是陰求陽温而不得

氣靜幽微處陰堅男子遺精女子夢交夢交二字謂陰土氣寒求陽氣內藏温疏其陰曰脈得諸芤動微緊男子失精女子夢交桂枝龍骨牡蠣湯主之桂枝辛温通表裏經道之陰芍藥苦平疏泄表裏土氣生薑辛温化氣橫行疏泄表裏絡道之陰陽浮半表土味不足半裏以甘草極甘培其土味以大棗十二枚象地支十二數

主桂枝龍骨牡蠣湯

取味厚汁濃資助土液合辛温氣味化其陰氣
環繞周身龍骨甘平體重氣濇斂半表上陽氣
藏半裏下以生其陰陽浮半表不還半裏陰土
陰堅取牡蠣鹹平以軟其堅右七味以水七升
象陽數得陰變於七煮取三升分温三服象三
陰三陽氣液環抱表裏也

桂枝龍骨牡蠣湯方

桂枝　芍藥　生薑各三兩　甘草二兩

大棗十二枚　龍骨　牡蠣各三兩

右七味以水七升煮取三升分温三服

天雄散方

天雄三兩炮　白朮八兩　桂枝六兩　龍骨三兩

右四味杵為散酒服半錢匕日三服不知稍增

之尤在涇按此疑後人所附為補陽攝陰之用

也

愚按此治女子夢交之經方非後人所附何也

女子得坤卦之陰無陽則陰無以生陰土久寒

求陽温之而得斯夢夢不明也以天雄(天附類而)味辛大

熱蒸水土之陰水土陰温陽氣來復象天開於

子陽得陰而神明以白朮甘温多汁培土之液

配來復之陽以桂枝辛甘温通表裏經道之陰

以龍骨甘平氣澁斂浮外之陽內藏於土右四
味杵為散酒服半錢匕日三服使陰陽氣液輸
布表裏也不知稍增之謂夢交病仍然稍加散
服之

男子平人脈虛弱細微者喜盜汗也　人年五六十
其病脈大者痺俠背行若腸鳴馬刀俠癭者皆為勞
得之　脈沉小遲名脫氣其人疾行則喘喝手足逆

寒腹滿甚則溏泄食不消化也　脈弦而大弦則為減大則為芤減則為寒芤則為虛虛寒相搏此名為革婦人則半產漏下男子則亡血失精

半裏陰土得陽生謂之男子半表陽土得陰生謂之平人陰土得陽生氣液不虛半裏脈道陽土得陰生氣液不虛半表脈道陽浮半表陰液私利半裏上從毛竅泄出為汗表裏脈道中氣

金匱指歸　血痺虛勞篇卷之三　十

枝葉肌肉皮毛也根核藏腑筋骨也

痹閉塞不通也老年人腰板不靈此即經道中陰液少也

液虛弱細微曰男子平人脈虛弱細微者喜盜汗也

陰陽不傳相生

人稟陰陽二氣而生應天干地支生長收藏之數陽土得陰則生長半表外榮枝葉陰土得陽則收藏半裏內養根核人年五六十陽氣藏卯不足戌亥中陰液生之亦不足其陽氣病浮半表少陰液流通半表經道俠背上行曰人年五六十其病脈大者痹俠背行腸暢也言

通暢胃氣也馬指午時也刀指天之金氣也瘿
頸瘤也若無半裏陰液柔通半表經道俠背上
行胃土濁陰不能通暢下降故腸鳴無半裏陰
液外和陽氣闔午天之金氣不能清和降其陽頸
筋氣液爍結為瘤諸病皆火炎半表上不藏半
裏下而得之曰若腸鳴馬刀俠瘿者皆為勞得
之沉裏也小微也遲緩也名明也半裏脈道

氣微而緩明半裏下脈道中脫離其陽曰脈沉小遲名脫氣喘喝氣急音塞也陰土中脫離其陽其人疾行則氣急音塞四肢逆冷曰其人疾行則喘喝手足逆寒陽氣不復半裏下陰土失其陽疏而腹滿滿甚陰液不復半表上則大便溏泄食入於陰長氣於陽陰土中衰微之陽不能蒸化穀食曰腹滿甚則溏泄食不消化也

減損也陰土陰液得陽生之不損半裏失其陽
生則陰土陰液為之損曰脈弦而大弦則為減
陽土陽氣得陰生之不虛半表失陰生之則陽
土陽氣為之虛曰大則為芤陽損半裏則陰土
陰氣為之寒曰減則為寒陰空半表則陽土陽
氣為之虛曰芤則為虛搏至也陽虛半表陰寒
半裏陰陽氣液不相至陰不至半表上陽氣不

闔於午陽不至半裏下陰液不開於子此明陰陽二氣作為改更表裏之理曰虛寒相搏此名為革婦人陰無陽生則半產漏下男子陽無陰生則失血遺精曰婦人則半產漏下男子則亡血失精

易革卦天地革而四時成

虛勞裏急悸衄腹中痛夢失精四肢痠疼手足煩熱咽乾口燥小建中湯主之

陰液虛半表而火炎於上陽氣虛半裏而水窘於下曰虛勞裏急陽浮半表陰無陽壯而心悸陽無陰固而鼻衄曰悸衄陽浮半表不來復半裏腹中陰失陽通曰腹中痛陽浮半表求陰濟之而不得其陽不明而遺精曰夢失精四四維也肢與支同四維支派之陰得陽氣溫通則不痠痛陽氣浮半表四維之陰失陽氣溫通曰四

肢痠疼手足應于表裏陽氣內藏於裏外不煩熱陽氣外浮於表無陰和之則煩熱曰手足煩熱咽屬半表上口屬半裏上咽與口因地之陰液以温潤陽浮於表地之陰液不左行曰口乾口燥小建中湯主之桂枝辛甘温通表裏經道之陰生薑辛温化氣橫行温通表裏絡道之陰陽不內藏半裏下土氣不疏重用芍藥疏其土

氣陽不內藏土味不足於中以甘草極甘助土之味以大棗膠飴之甘汁多味濃助土之液配內藏之陽右六味象陰數得陽變於六以水七升象陽數得陰變於七膠飴形怡怡然也怡怡和悅貌煮取三升去滓內膠飴更上微火消解象三陽陽氣內藏於土陽得陰和陰得陽温陰陽氣液和悅中土温服一升象一陽陽氣外開

於子，日三服，象三陽陽氣內闔於午。

小建中湯方 見太陽篇四卷

虛勞裏急諸不足黃耆建中湯主之

陰虛半表火炎於上，陽虛半裏水窘於下，諸氣液不足曰虛勞裏急諸不足，黃耆建中湯主之。

主黃耆建中湯

尤在涇云：急者緩之以甘，不足者補之以溫，而充虛塞空，則黃耆尤有專長也。

陽得陰不虛半表，陰得陽不窘半裏。

黃耆建中湯方即小建中湯內加黃耆一兩半餘依上法

氣短胸滿者加生薑

半表上陽失陰濟則氣短半裏上陰失陽運則氣悶加生薑辛温氣味温運半裏上之陰從子左開回還半表

腹滿者去棗加茯苓一兩半及療肺虛損不足補氣

加半夏三兩
陰虛半表火炎於上、陽虛半裏陰滯於下而腹滿者去大棗味厚氣濃加茯苓味淡氣輕通半裏陰土之陰肺屬金主天氣天氣以清降為補天氣清降不足陽不內藏地液不能温升加半夏三兩取辛平氣味降天氣以固其陽
虛勞腰痛少腹拘急小便不利者八味腎氣丸主之、

陰虛半表火炎於上腰部之陰失陽氣温通而痛少腹之陰失陽氣温運拘急不舒半裏之陰不利半表者是陰土之陰不能得陽氣正於八陽土之陽不能得陰液復於子曰虛勞腰痛少腹拘急小便不利者八味腎氣丸主之

八味腎氣丸方解見中風歷節門

虛勞諸不足風氣百疾薯蕷丸主之

陰虛半表火炎於上諸氣液則不足曰虛勞諸不足風陽氣也百從一從白白字篆文從入從二二風氣百疾四字指陽氣浮半表上不入二陰中以生其陰曰（主薯蕷丸）風氣百疾薯蕷丸主之陰虛半表火炎於上表裏氣液不足以薯蕷培表裏土氣以甘草極甘培表裏土味以茯苓乾薑溫通陰土之陰以豆黃卷神曲甘溫得蒸盦之氣疏

其土氣以杏仁甘温柔潤滑利關節之陰以桂枝辛温通表裏經道之陰以防風甘温防閑陽氣外泄於表以當歸芎藭地黄白芍調和絡道中氣血以桔梗辛温柴胡苦平載氣血左升右降以人參麥門冬白朮阿膠大棗多汁益表裏土液以白斂苦甘微寒斂陽氣入二陰中右二十一味末之象二陰偶一陽運行上下左右煉

蜜和丸、如彈子大、空腹酒服一丸、一百丸為劑、劑齊也、諸藥氣味藉酒力圓轉表裏、榮養氣血齊子午也、

薯蕷丸方

薯蕷三十分　人參七分　白朮六分　茯苓五分

甘草二十八分　當歸十分　芍藥六分　芎藭六分

阿膠七分　乾薑三分　大棗百枚為膏　桔梗五分

杏仁六分桂枝十分防風六分神曲十分
柴胡五分白斂二分乾地黄十分
麥門冬六分豆黄卷十分
右二十一味末之煉蜜和丸如彈子大空腹酒
服一丸一百丸為劑

虚勞虚煩不得眠酸棗仁湯主之
陰虚半表火炎於上陽無陰和而煩目不得合陽孚陰闔

主酸棗仁湯

曰虛勞虛煩不得眠酸棗仁湯主之酸主斂仁木氣也陽氣也斂半表上陽氣火炎於上無陰和陽氣交於右以知母苦寒氣味固之以芎藭氣香通巔頂百會之陰毋阻陽氣右降火炎於上土味不足於下土氣不通以甘草極甘培之茯苓淡甘通之右五味以水八升煑酸棗仁得六升象土之陰得陽正於八變於六內諸藥煑

取三升分温三服象三陰三陽氣液開於子闔於午也

酸棗仁湯方

酸棗仁二升 甘草一兩 知母

茯苓各二兩 芎藭一兩

右五味以水八升煮酸棗仁得六升内諸藥煮取三升分温三服

五勞虛極羸瘦腹滿不能飲食食傷憂傷飲傷房室傷飢傷勞傷經絡榮衛氣傷內有乾血肌膚甲錯兩目黯黑緩中補虛大黃䗪蟲丸主之、

五土數也陰土陰血得陽氣則生半裏陽土陽氣得陰血則生半表火炎於上不藏於下陰土陰血失其陽生陰血極虛半表陽土陽氣失其陰生陽氣極虛半裏表裏陰陽氣血不相生肌

五行

肉消耗曰五勞虛極羸瘦火炎於上不藏於下
陰土之氣不疏曰腹滿不能飲食食養生也食
為陰多食則陰盛於裏火炎於上不藏於下土
氣不疏陰血滯而不行陽氣內損曰食傷憂愁
也思也多愁思則火炎於上不藏於下土氣不
疏陰血滯而不行陽氣內損曰憂勞飲酒也多
飲酒則火炎於上不藏於下土氣不疏陰血滯

而不行陽氣內損曰飲傷房室指精內固也多精氣外泄則火炎於上不藏於下土氣不疏陰血滯而不行陽氣內損曰房室傷飢餓也多忍餓則火炎於上不藏於下土氣不疏陰血滯而不行陽氣內損曰飢傷勞勞力也多勞力則火炎於上不藏於下土氣不疏陰血滯而不行陽氣內損曰勞傷火炎於上不藏於下陰血滯而

甲錯謂皮膚燥而不潤如鱗甲也

不行經道中陽損不能圍繞表裏榮內衛外曰經絡榮衛氣傷火炎於上不藏於下陰血不得陽氣榮於外而乾於內肌膚不潤而燥於外曰內有乾血肌膚甲錯火炎於上不藏於下陰血滯而不行兩目眶色黑緩舒也中中土也土以虛為補以法治之外緩半表上陽氣內舒中土之陰中土陰舒虛而不實曰緩中補虛大黃䗪

目兩目黯黑

主大黃䗪蟲丸

蟲丸主之大黃色黃臭香得土之正氣正色合
芍藥桃仁散其血結使木達土疏蝱蟲水蛭二
蟲蠕動運陰絡中血滯乾漆辛温能破陰絡中
血堅蠐螬䗪蟲生陰溼中得陽氣而生化能接
續絡中陰血黄芩苦寒乾地黄甘寒固陽氣内
於中土以生其陰杏仁甘温柔潤滑利關節中
氣滯火炎於上土味不足於下以甘草極甘培

之右十二味象地支十二數末之煉蜜和丸如小豆大酒服五丸日三服五土數也三陽數也諸藥藉酒力運中土陰血營內榮外以固其陽也

大黃䗪蟲丸方

大黃十分（蒸） 黃芩二兩 甘草三兩 桃仁一升

杏仁一升 芍藥四兩 乾漆一兩（炒令烟盡）

乾地黄十兩　䗪蟲一升去翅足熬　水蛭百枚熬
蠐螬百枚熬　䗪蟲半升熬
右十二味末之煉蜜和丸小豆大酒服五丸日
三服
爾雅釋蟲蟦蠐螬註在糞土中者本草一名乳
齊一名地蠶一名應條大者如足大指以背滚
行身白嘴黑䗪蟲即土鼈蟲一名地鼈蟲出象

屎中者佳此蟲斷之自能接續本草云能接續筋骨

徐靈胎曰凡人身瘀血方滯尚有生氣者易治滯之久則無生氣而難治蓋血既滯陽氣全不相屬投之輕藥其血之滯仍然藥過峻反傷未敗之血故治之極難水蛭最喜食人之血而性又遲緩善入遲緩則生血不傷善入則堅積易

破借其力以攻積久之血自有利而無害也、
千金翼炙甘草湯治虛勞不足汗出而悸脈結
悸行動如常不出百日危急者十一日死
甘草四兩炙 桂枝 生薑各三兩 麥門冬半升
麻仁半升 人參 阿膠各二兩 大棗三十枚
乾地黃一斤
右九味以酒七升水八升先煮八味取三升、

去滓內膠消盡溫服一升日三服

足續也悶或作惛陰虛半表火炎於上不續於下曰虛勞不足陰液外出肌表不和經道中陽氣內閡半裏陽失陰清而神惛曰汗出而悶惛結裏結也陰液外出肌表不和陽氣內閡半裏半裏下脈道中陰氣裏結地之陰液不還於左和陽氣更於右陽失陰靜而心悸曰脈結悸如斯

證象當知其陰亡而陽絶也、
方解見太陽篇六卷
肘後獺肝散治冷勞、又主鬼疰一門相染、
獺肝一具炙乾末之、水服方寸匕、日三服、
宋蘇頌云、諸畜肝葉皆有定數、獨獺肝一月一
葉、十二月十二葉、其間又有退葉、用之須見形
乃可驗、不爾多偽也、

按此方治鬼疰可

金匱指歸 丁

傷寒雜病論金匱指歸卷之四

肺痿肺癰欬嗽上氣篇

問曰熱在上焦者因欬為肺痿肺痿之病從何得之師曰或從汗出或從嘔吐或從消渴小便利數或從便難又被快藥下利重亡津液故得之曰寸口脈數其人欬口中反有濁唾涎沫者何師曰為肺痿之病若口中辟辟燥欬即胸中隱隱痛脈反滑數此為肺

癰欬吐膿血脈數虛者為肺痿數實者為肺癰熱陽氣也上焦指半表上也因就也肺屬金主天氣痿從委委隨也萎也陽氣浮居半表上不闔午者就下亥水之陰欠藏欠生天之金氣隨陽不右行如斯尊上之水不右降阻礙氣道致欬畀下之水不左升肌表不榮致形萎曰熱在上焦者因欬為肺痿天之金氣隨陽不右行尊

五行合一陽轉運表裏環轉不休

上之水不右降卑下之水不左升從何得之曰（肺痿之病從何得之）或從陰土之液外出毛竅不和半表上脈道中陽氣闔午或從陰土之液逆半裏上嘔吐阻半表上陽氣闔午或從消渴飲水半裏水氣利下為尿而數不從子土和陽氣闔午或從陰液利右患少陽腑不潤糟粕難以下行反被快藥下之重複失其津液其故得半表上陽氣無陰闔

金匱指歸　肺痿肺癰欬嗽上氣篇卷之四　二

午就下亥水之陰欠藏欠生曰或從汗出或從
嘔吐或從消渴小便利數或從便難又被快藥
下利重亡津液故得之寸口指半表上也數陽
氣也口中謂口合也其人亥水欠藏阻礙氣道
致欬水為陰半表土脈道中陽氣不闔於午而
欬半裏上陰失陽運其陰化濁口合之反有腥
濁涎沫者何此陽氣求合其口亦喜合口合之

陽與陰相激其腥沫從口唾出曰寸口脈數其
降火湯從此名為內肺中字
人欬口中反有濁唾涎沫者何師曰為肺痿之
病辟與闢通隱隱盛貌若口合求闢闢則燥欬
此胸中有濁痰與血內拒口合之其陽氣逆右
不降則燥欬其濁痰與血阻礙氣道不通則盛
痛曰若口中辟辟則燥欬即胸中隱隱痛癰壅
也脈道中陽氣反滑數半表上此為濁痰與血

壅塞曰脈反滑數此為肺癰欬吐膿血半表上
脈道中陽無陰和而數半裏下陰無陽生而虛
為胸中有濁津白花
曰脈數虛者為肺痿半表上脈道中陽數半裏
上胸中有濁痰與血實之曰數實者為肺癰
問曰病欬逆脈之何以知此為肺癰當有膿血吐之
則死其脈何類師曰寸口脈微而數微則為風數則
為熱微則汗出數則惡寒風中於衛呼氣不入熱過

於營吸而不出風傷皮毛熱傷血脈風舍於肺其人則欬口乾喘滿咽燥不渴多唾濁沫時時振寒熱之所過血為之凝滯蓄結癰膿吐如米粥始萌可救膿成則死

脈之指半表上脈中陽氣也當主也有質也吐之指半表上陽氣從午右吐也病陽氣浮半表上亥水之陰欠藏阻礙氣道欬逆半表上脈中

陽無陰和半裏上亥水之陰欠藏其水久壅成膿其血壅滯為痰主質膿與血阻陽氣從午右吐以生陰土之陰半表上陽無陰和半裏下陰無陽生其陽氣則散而不聚曰病欬逆脈之何以知此為肺癰當有膿血吐之則死類状也寸口半表上也微無也數陽無陰和也半表上脈状陽無陰和而數曰其脈何類寸口脈微而數

風陽氣也無陰和陽氣鬭乎則為陽氣數半表上曰微則為風陽氣數半表上無陰和之則為熱曰數則為熱陰得陽運則內榮於裏陽氣數半表上無陽運陰內榮於裏陰液隨陽氣外泄毛竅為汗曰微則汗出陽得陰助則外衛於表陽氣數半表上無陰助陽外衛於表則惡寒曰數則惡寒入逆也陽得陰助外衛於表呼出之

氣不逆曰風中於衛呼氣不入過失也出進也陽失陰助內榮於裏吸入之氣不前進曰熱過於營吸而不出血為陰陰得陽則生陽數半表上不前進半裏下陰液不生外損皮毛內損血脈曰風傷皮毛熱傷血脈舍居也肺主天氣為表陽氣居半表上不居半裏下其人亥水之陰不藏阻礙氣道則欬陽氣居半表上不居半裏下

陰土陰液無陽氣土蒸於口則口乾陽氣居半表上不居半裏下陰土之氣不疏則喘滿曰風舍於肺其人則欬口乾喘滿咽因地氣以溫潤陽數半表上無陰土陰液左轉上潤於咽則咽燥陽數半表上亥水之陰不藏居半裏上則口不渴曰咽燥不渴多勝也振發也陽數半表上亥水之陰居半裏上陰失陽運而化濁證口唾

濁沫陰勝於裏陰失陽温證時時發寒曰多唾濁沫時時振寒陽數半表上所陽失陰和陰居半裏上所陰失陽運陰液及血為之凝滯蓄結之陰壅塞成膿其膿吐出如米粥形曰熱之所過血為之凝滯蓄結癰膿吐如米粥陰液及血始壅塞者可以救藥久壅膿成血敗則死曰始萌可救膿成則死

說文尤異也从乙乙十幹名東方木行也京房易傳乙屈也

上氣面浮腫肩息其脈浮大不治又加利尤甚上氣喘而躁者此為肺脹欲作風水發汗則愈

上半表上也面屬半裏上也半表上陽氣不闔於午半裏上肌肉中陰氣逆而不降面部肌浮曰上氣面浮腫陽氣不闔於午其氣升而不降外證擡肩曰肩息加上也尤從乙乙屈也脈道中陽氣浮半表上不治於午陽氣上利半表上屈

而不降曰其脈浮大不治又加利尤甚　躁疾

降後利半表下不外于病更甚

也風陽氣也水陰氣也發起也汗陰土水氣也

半表上陽氣不闔於午半裏上氣道中陰氣逆

而不降其氣喘從半裏上口出喘而疾者此為

天氣不清水氣不從子左長甲土氣喘而躁者

悸

[illegible]

此為肺脹陽與陰相激半表半裏上起陰土水

毛竅

氣從子左開外達半表固陽氣從午右闔使陰

陽二氣和於表裏上下則愈曰欲作風水發汗

上氣喘而躁者屬肺脹

則愈

肺痿吐涎沫而不欬者其人不渴必遺尿小便數所以然者以上虛不能制下故也此為肺中冷必眩多涎唾甘草乾薑湯以温之若服湯已渴者屬消渴

陽浮半表上天之金氣隨陽不右行半裏上陰失陽温水之陰留於胸鬲肌脈中不阻礙氣道

水氣留胸鬲肌脈中不阻礙氣氣逆吐涎沫不欬留胸鬲之氣道中阻礙呼吸升降則欬

口多濁涎不欬曰肺痿吐涎沫而不欬者水之陰留於胸鬲肌脈中陰失陽化曰其人不渴必表識也表識半裏水之陰不利於左煩數於右必遺尿小便數制正也所以然之理因半表上陽失陰生而氣虛半裏下陰失陽運而遺尿其陰不能得陽正於八日所以然者以上虛不能制下故也陽浮半表上天之金氣隨陽氣不右

胸膈肌脈中陰得陽運陰凝之涎自除

行半裏上陰失陽温曰此為肺中冷陽浮半表上表識半裏陰液不利於左陽失陰靜其頭為之眩曰必眩陽浮半表上半裏上陰失陽温水之陰留於胸膈肌脈中不阻礙氣道口多濁涎不欬曰多涎唾陽浮半表上天之金氣隨陽氣不右行半裏下土味陽氣皆不足以甘草乾薑甘温氣味温土藏陽曰甘草乾薑湯以温之若

服甘草乾薑湯已渴者屬半裏下陰土不温不疏日所飲之水由胃之津門蒸出趨於下其水不得陰土中陽氣蒸運於左從半裏下為尿消去半表上陽土乾燥不潤而渴曰若服湯已渴者屬消渴

甘草乾薑湯方

甘草四兩炙 乾薑二兩

右吹咀以水三升煮取一升五合去滓分温再服

欬而上氣喉中水雞聲射干麻黃湯主之

而因辭亥水欠藏因半表上陽浮不闔於午曰（二字衍）欬而上氣水為陰陽與陰相激半表半裏上氣道之間呼吸作聲如水雞曰喉中水雞聲射干（主射干麻黃湯）麻黃湯主之水之陰干礙氣道阻陽氣闔午以

金匱指歸　肺痿肺癰欬嗽上氣篇卷之四　十

射干苦寒氣味固陽闔午開氣道之陰以麻黄
苦温細辛辛温温運肌土脈絡中水氣生薑辛
温化氣横行通表裏絡道之陰半夏辛平降半
裏上水逆紫菀苦温款冬花辛温温肺脾之陰
陽與陰相激半表半裏上陰土中液少以大棗
甘平多汁助土之液配内藏之陽五味子酸温
斂陽藏於土中復於子使五行五味轉運表裏

說文三天地人之道也謂以陽之一合陰之二次第重之其數三也

不失生生氣化之機右九味象陽數極於九、以水一斗二升象地支十二數先煮麻黄兩沸象兩陰耦陽去上沫內諸藥煮取三升象一陽藏於土中以生二陰分温三服象一陽得陰開於子二陽得陰明於卯三陽得陰闔於午也

射干麻黄湯方

射干 三兩　麻黄　生薑 各四兩　細辛

說文茈菀出漢中房陵本草茈菀其根色紫而柔宛故名許慎作茈菀

款冬花　紫菀各三兩　大棗七枚擘　半夏

五味子各半升

右九味以水一斗二升先煮麻黃兩沸去上沫内諸藥煮取三升分温三服

欬逆上氣時時吐濁但坐不得眠皁莢丸主之

濁濁沫也眠合目也亥水逆半裏上阻陽氣闔午其水之陰失其陽運而化濁時時口吐濁沫

濁沫逆半裏上陽逆半表上但坐不能卧目不得合曰（主皁莢丸）欬逆上氣時時吐濁但坐不得眠皁莢丸主之皁莢辛温性急能散氣道中濁沫濁逆半裏上陽逆半表上脾土陰液不生胃土陰液漸少無陰和陽飲以棗膏助胃土陰液固其陽也

皁莢丸方

皁莢八兩刮去皮酥炙

右一味末之蜜丸梧子大以棗膏和湯服三丸日三夜一服

欬而脉浮者厚樸麻黃湯主之欬而脉沉者澤漆湯主之

陽得陰不浮亥水之陰欠藏逆半裏上氣道致欬陽居半表上因無陰固而氣浮（注厚朴麻黃湯）曰欬而脉浮

者厚樸麻黄湯主之陽浮半表上不至半裏下
内運其陰主厚樸麻黄苦温氣味舒展半裏陰
土之陰外開半表以和其陽石膏小麥甘寒氣
味固半表上脈道中陽氣内闔半裏温生其陰
半夏辛平降半裏逆上之水細辛辛温入幽微
處開通水氣乾薑辛温守而不走温陰土之陰
以守其陽杏仁甘温柔潤滑利表裏氣機五味

子酸温斂陽氣藏於土中合陰液開於子右九
味象陽數極於九以水一斗二升象地支十二
數小麥曰來先煮小麥熟去滓取甘寒氣味固
半表上陽氣來半裏下也内諸藥煮取三升象
三陽陽氣伏藏土中温服一升日三服象一陽
得陰開於子二陽得陰明於卯三陽得陰闔於
午也陰得陽不沉陰失陽温陰沉半裏下不至

半表上外固其陽水逆半裏上氣道致欬曰欬　澤漆湯
而脈沉者澤漆湯主之澤漆氣味苦寒三陽數
也五土數也用澤漆三升以東流水五斗象陽
數得苦寒氣味固之從陰土中東行煮取一斗
五升象地天生成十數轉運土中不息合黃芩
苦寒氣味固陽於裏生澤中水陰紫菀苦溫溫
肺金之陰半夏辛平白前辛甘降半裏逆上水

氣生薑辛溫化氣橫行疏泄表裏土氣桂枝辛
溫温通表裏經道之陰甘草甘平人參甘寒助
土之液和内藏之陽右九味㕮咀内澤漆湯中
煮取五升象陰陽氣液環抱土中温服五合至
夜盡象陽氣從土中合陰液開於予也

厚樸麻黄湯方

厚樸五兩　麻黄四兩　石膏如雞子大　杏仁半升

白音即白前也
疑非白前
白前方誤

半夏半升 乾薑 細辛各二兩 小麥一升

五味子半升

右九味以水一斗二升先煮小麥熟去滓内諸

藥煮取三升温服一升日三服

澤漆湯方

半夏半升 紫菀 生薑 白前各五兩

甘草 黄芩 人參 桂枝各三兩

金匱指歸 肺痿肺癰欬嗽上氣篇卷之四 十五

澤漆大戟苗也

澤漆三斤以東流水五斗煮取一斗五升

右九味咬咀内澤漆湯中煮取五升温服五合至夜盡

陳修園云紫參一本作紫菀查本草綱目有紫參一條曰氣味苦寒徧考藥鋪中人皆不知紫參是何物也愚從菀解不從參解

火逆上氣咽喉不利止逆下氣麥門冬湯主之

陽逆半表上無陰土陰液固陽闔午謂之火逆曰火逆上氣咽因地液温通喉候天氣清降火逆半表上地液不能温通於咽天氣不能清利於喉曰咽喉不利止半表上火逆下降其氣法麦門冬湯主之麦門冬甘平多液人參甘寒多液二味益半表上胃土氣液固陽闔午陰土陰液得陽則生火逆半表上土味陰液不足半裏

下，以甘草粳米大棗味厚汁濃培陰土氣液配內藏之陽，以半夏辛平散結降其逆氣右六味象半表上陽氣得陰固之回還於巳，以水一斗二升象地支十二數，煮取六升象半裏下陰氣得陽生之變於亥，溫服一升，日三夜一服，象一陽得二陰耦之，從子左開半表也。

麥門冬湯方

麥門冬七升 半夏一升 人參 甘草各二兩

粳米三合 大棗十二枚擘

右六味以水一斗二升煮取六升溫服一升日

三夜一服

肺癰喘不得臥葶藶大棗瀉肺湯主之

天氣壅塞不右降脾土水氣不左行表裏氣道

燥而不潤其氣耑從口出喘不得寢息曰肺癰

喘不得卧，葶藶大棗瀉肺湯主之。葶藶實成盛夏，甘寒滑潤，能入土中通利水道。氣滯，天氣壅塞不右降，脾土水氣不左行，表裏氣道燥而不潤，以大棗十二枚，合地支之數，取汁厚氣濃，環抱表裏，以固其陽。右先以水三升，煮棗取二升，象陽數得陰耦之，去棗，内葶藶，煮取一升，頓服，取一氣服下，速開其壅塞，行其水，和其陽也。

葶藶大棗瀉肺湯方

葶藶熬令黃色擣丸如雞子大　大棗十二枚擘

右先以水三升煮棗取二升去棗內葶藶煮取一升頓服

欬而胸滿振寒脈數咽乾不渴時出濁唾腥臭久久吐膿如米粥者爲肺癰桔梗湯主之

胸半裏上也振發也半裏上水氣失其陽運阻

礙氣道欬逆胸悶發寒曰欬而胸滿振寒數陽
失陰和也亥水欠藏半表上脈道中陽無陰和
而數曰脈數咽因地液上潤亥水欠藏無地之
陰液從左上潤於咽故咽乾半裏上陰失陽化
故不渴曰咽乾不渴半裏上陰失陽運而濁化
時吐濁涎腥沫曰時出濁涎腥臭陽氣久浮半
表上不闔於午陰液久居半裏上不開於子其

液化濁如米粥稠黏者天氣為之壅塞不降以桔梗一兩味辛氣温開半裏上天氣壅塞陽氣久浮半表上無土氣陰液和之固之以甘草二兩極甘氣味助半表上土氣和陽固陽從午右闔運半裏上濁陰曰久久吐膿如米粥者為肺癰桔梗湯主之右以水三升煮取一升象三陽陽數從子左開復為一也分温再服再一舉而

二也象一陽舉得二陰耦之半裏上陰得陽運
而濁痰膿血則從口吐出也
桔梗湯方
桔梗一兩 甘草二兩
右以水三升煮取一升分溫再服則吐膿血也
欬而上氣此為肺脹其人喘目如脫狀脈浮大者越
婢加半夏湯主之

上氣指半表上陽氣外浮也亥水之陰欠藏而半表上陽氣外浮不從午右闔彼半表上陽氣不從午右闔此使天氣不從子左長其人氣壅於上而喘目睛外突如脫狀曰欬而上氣此為肺脹其人喘目如脫狀脉道中陽氣浮半表上（突）不從午右闔者則卑下之陰不從子左開（主越婢加术湯）取麻黄六兩苦温氣味越卑下之陰外開半表以和

其陽取石膏半斤辛寒氣味固尊上之陽內闔半裏以温其陰取生薑三兩化氣横行疏泄表裏脈道之陰加半夏降半裏上氣逆陽浮半表上土味陰液不足表裏取大棗十二枚甘草二兩味厚汁濃益表裏土氣陰液和陽氣藏於土中轉運左右上下不息曰脈浮大者越婢加半夏湯主之右六味以水六升先煮麻黄去上沫

象半表陽數得陰還於巳半裏陰數得陽變於亥內諸藥煮取三升象二陰耦陽同還半裏分温三服象一陽生二陰來復半表也

越婢加半夏湯方

麻黃六兩 石膏半斤 生薑三兩 大棗十二枚擘

甘草二兩 半夏半升

右六味以水六升先煮麻黃去上沫內諸藥煮

取三升分温三服

肺脹欬而上氣煩躁而喘脈浮者心下有水小青龍
加石膏湯主之

天氣不從子左長亥水之陰不從子左行因半
表上陽氣外浮不闔於午曰肺脹欬而上氣陽
浮半表上無陰和之而煩陰居半裏下無陽温
之而躁其氣不下降喘從口出而喘曰煩躁而

喘心下脾土也脈道中陽浮半表上脾土中水氣內停曰脈（云小青龍加石膏湯）浮者心下有水小青龍加石膏湯主之小半裏也龍（青東方色也）指陽氣也陽浮半表上不闔於午半裏下陰土不溫水氣不左行以麻黃苦溫開陰土水氣桂枝辛溫通表裏經道之陰半夏辛平降逆上水氣芍藥苦平疏泄表裏土氣細辛辛溫通表裏脈絡中幽微處之陰乾薑辛

温守而不走温半裏下土氣以藏陽陽浮半表上土味不足半裏下以甘草極甘培之五味子酸温歛半表上陽氣復於子加石膏辛寒氣味固半表上陽氣闔午右九味象陽數極於九以水一斗先煮麻黄去上沫象地天生成十數内諸藥煮取三升強人服一升象三陽陽數藏於土中合陰土之液外開於子羸者減之日三服

象一陽二陰環抱表裏也、

小青龍加石膏湯方

麻黃　芍藥　桂枝　細辛

乾薑　甘草各三兩　石膏二兩　五味子

半夏各半升法透

右九味以水一斗先煮麻黃去上沫内諸藥煮取三升、強人服一升、羸者減之、日三服、小兒服

四合、

附方

外臺炙甘草湯治肺痿涎唾多心中温温液液者。方見虛勞

千金甘草湯

甘草一味。以水三升。煮減半。分温三服、

千金生薑甘草湯治肺痿欬唾涎沫不止咽燥。

而渴

生薑五兩 人參三兩 甘草四兩 大棗十五枚

右四味以水七升煮取三升分温三服

千金桂枝去芍藥加皁莢湯治肺痿吐涎沫

桂枝 生薑各三兩 甘草一兩 大棗十二枚擘

皁莢一枚去皮子炙焦

右五味以水七升微火煮取三升分温三服

尤在涇云已上諸方俱用辛甘温藥以肺既枯痿非涇劑可滋者必生氣以致其津蓋津生於氣氣至則津亦至也又方下俱云吐涎沫多不止則非無津液也乃有津液而不能收攝分布也故非辛甘温藥不可加皁莢者兼有濁痰也半裏之陰得陽氣温之則生半表之陽得陰液固之則生平人陰陽二氣往來表裏五行相生

不失其常病陽浮半表上不闔於午就下亥水之陰欠藏欠生天氣隨之不右行如此尊上之水不右降阻礙氣道致欬卑下之水不左行肌表不榮致形痿此名肺痿非肺藏枯痿也見病知源及治法非熟讀　仲聖方論不可已上諸方恐不能治肺痿病愚亦依前輩書錄出俟明眼裁正

外臺桔梗白散治欬而胸滿振寒脈數咽乾不渴時出濁唾腥臭久久吐膿如米粥者為肺癰

桔梗　貝母（各三兩）　巴豆（一分去皮熬研如脂）

右三味為散強人飲服半錢匕羸者減之病在膈上者吐膿在膈下者瀉出若下多不止飲冷水一杯則定

千金葦莖湯治欬有微熱煩滿胸中甲錯是為

肺癰

葦莖二升　薏苡仁半升　桃仁五十粒　瓜瓣半升

右四味以水一斗先煮葦莖得五升去滓內

諸藥煮取二升服一升再服當吐如膿

尤在涇云此方具下熱散結通瘀之力而重不

傷峻緩不傷懈可以補桔梗湯桔梗白散二方

之偏亦良法也

桔梗湯治肺癰毫無偏處明者察之

葶藶大棗瀉肺湯治肺癰胸滿脹一身面目浮腫鼻塞清涕出不聞香臭酸辛欬逆上氣喘鳴迫塞方見上三日一劑可至三四劑先服小青龍湯一劑乃進

尤在涇云此方原治肺癰喘不得卧此兼面浮腫鼻塞清涕則肺有表邪宜散故先服小青龍

小青龍所以散表邪之意也乃專治心下有水

湯一劑乃進。

面目浮腫鼻塞清涕此水氣壅於上陰液不能循半裏脈道下行非肺藏有表邪也凡於水氣壅塞半裏上喘不得卧以此方治與肺脹病勿混。

陰得陽運、水液清而不釀、陰失陽運、水液釀而不清、水液釀厚、即黏涎痰沫也、

奔豚篇

師曰、病有奔豚、有吐膿、有驚怖、有火邪、此四部病皆從驚發得之、

豚從豕、亥、古作豕、病得陽氣被亥、水之陰捍格不能從子、左開其水陰興起由半裏下奔半裏上阻陽闔午、曰病有奔豚、膿釀也、汁釀厚也、病得陽氣被亥、水之陰捍格不能從子、左吐陰失

陽運水液醲厚滯而難行陽無陰濟不闔於午曰有吐膿驚馬駭也馬生於午得午時之陽氣生亥水之陰上濟其陽獨居於上則神志驚惶曰有驚怖陽無陰濟偏害於午謂之火邪曰有火邪部總也發舒也此四總病皆從陽氣失亥水之陰濟之闔午從子左舒而得之曰此四部病皆從驚發得之

師曰奔豚氣從少腹上衝咽喉發作欲死復還止皆從驚恐得之

少腹指半裏下也咽指半表上也喉指半裏上也發動也作興起也病得陽氣被亥水之陰捍格不能從子左開其水陰興起由半裏下奔半裏上如斯表裏陰陽升降不得曰奔豚病從少腹上衝咽喉發作欲死如水陰復還於亥陽闔

老子道德經地無以寍將恐發發動也

神心之陽也，志腎之陰也。

於午上衝則止，曰復還止。半表上陽得陰濟其神不驚，半裏下陰得陽温其志不恐，此病皆從陽氣失亥水之陰濟之闔午，其神驚其志恐，曰皆從驚恐得之。

奔豚氣上衝胸，腹痛，往來寒熱，奔豚湯主之。

胸，指半裏上也。病得陽氣被亥水之陰捍格，不從子左開，其水陰興起，由半裏下奔半裏上，阻

陽闔午曰奔豚氣上衝胸陽不闔午腹中陰失
陽通則腹痛陽往半表不來半裏裏陰無陽溫
則惡寒表陽無陰固則發熱曰腹痛往來寒熱
主奔豚湯
奔豚湯主之陽不闔午半裏下土味不足土氣
不疏以甘草甘平芍藥苦平培其土味疏其土
氣以半夏辛平生薑辛溫降逆上之水以生葛
甘寒黃芩苦寒固在上陽氣內闔於午以芎藭

辛温當歸苦温運在下陰氣外開於子、李與理通甘李根白皮氣味甘温和陰液陽氣往於子來於午、循脈理轉運不亂也、右九味以水二斗象陽數極於九、得二陰耦之、煮取五升温服一升、日三、夜一服、象二陰耦陽從中土生開於子也、

奔豚湯方

甘草　芎藭　當歸　黃芩
芍藥各二兩　半夏　生薑各四兩　生葛五兩
甘李根白皮一升
右九味以水二斗煮取五升溫服一升日三夜
一服
發汗後燒鍼令其汗鍼處被寒核起而赤者必發奔
豚氣從少腹上至心灸其核上各一壯與桂枝加桂

湯主之

論註方註見太陽篇卷二

發汗後臍下悸者欲作奔豚茯苓桂枝甘草大棗湯主之

論註方註見太陽篇卷三

金匱指歸 戊

傷寒雜病論金匱指歸卷之五

胸痺心痛短氣篇

師曰夫脉當取太過不及陽微陰弦即胸痺而痛所以然者責其極虛也今陽虛知在上焦所以胸痺心痛者以其陰弦故也

取捕取也太大也過失也及至也陽指半表上陽氣也陰指半裏下陰氣也弦減也減爲損痺

閉塞也夫人之脈當捕取表裏陰陽為主半表上陽土陽氣得半裏下陰土陰液生之半表脈中陽氣不微半裏下陰土陰液得半表上陽土陽氣生之半裏脈中陰液不損陽浮半表上不還半裏下陰無陽生其陰大失半表上以生其陽其陽微陽氣不至半裏下以生其陰其陰損陽浮半表上無陰液生之固之陽氣不闔於午

胸中陰失陽運閉塞而痛痛之所以然者責其陽無陰生陽氣極虛半表上不闔於午陰無陽生陰液極虛半裏下不開於子故也曰夫脈當取太過不及陽微陰弦即胸痹而痛所以然者責其極虛也今是時也上焦指半表上也是時陽失陰生知陽氣極虛在半表上不闔於午胸中陰失陽運閉塞不通而痛痛之所以然者因

其陽氣極虛在半表上不闔於午半裏陰無陽生不開於子故也曰令陽虛知在上焦所以胸痹心痛者以其陰弦故也

平人無寒熱短氣不足以息者實也

平治也裏陰得陽治不惡寒表陽得陰治不發熱（平人無寒熱）半表脈道中陽氣得陰濟之其氣長而不短半裏脈道中陰氣得陽溫之其氣疏而不實表

氣疏而不實表陽失陰濟脈道中氣短其氣不足以至半裏上從心下達裏陰氣實不疏曰短氣不足以息者實也

胸痹之病喘息欬唾胸背痛短氣寸口脈沉而遲關上小緊數括蔞薤白白酒湯主之

胸中陰氣閉塞之病其陽不能從午右闔其陰不能從子左開亥水陰氣逆上不降其氣喘息

欬唾涎沫曰胸痹之病喘息欬唾半裏上陰失陽温半表上陽失陰濟胸背之氣轉運不通曰而氣短胸背痛短氣寸口半表上也沉裏也遲緩也關上半裏上也緊不舒也半表上陽氣失裏陰濟之其氣降而緩半裏上陰氣失表陽舒之其氣緊而數曰寸口脉沉而遲關上小緊數括蔞薤（主括蔞薤白白酒湯）白白酒湯主之括蔞實甘寒氣清固半表上陽

氣內闔於午薤白辛温氣滑利半裏上陰氣外開於子酒乃穀之精華釀成入中土使脈中氣血營內榮外不失表裏生生氣化之機右三味同煮取二升象陽數得二陰耦之內闔午也分温再服象一陽舉二陰耦之外開子也

括蔞薤白白酒湯方

括蔞實一枚搗　薤白半升　白酒七升

整括蔞為實
[illegible]半上仁
[illegible]實也

金匱指歸　胸痺心痛短氣篇卷之五　四

右三味同煮取二升分温再服

胸痹不得卧心痛徹背者括蔞薤白半夏湯主之

半裏上陰氣閉塞半表上陽氣不能闔午表裏上陰陽不通（不得寢息）痛則徹背曰（主括蔞薤白半夏湯）胸痹不得卧心痛徹背者括蔞薤白半夏湯主之括蔞實甘寒氣清固半表上陽氣薤白辛温氣滑利半裏上陰氣半夏辛平降逆散結白酒入中土使脈中氣血營

內榮外右四味同煮取四升象陰數得陽轉運四方温服一升日三服象一陽得陰內闔於午三陽得陰外開於子也用酒一斗同煮取其力壯易於轉運也

括蔞薤白半夏湯方

括蔞實一枚搗 薤白三兩 半夏半升 白酒一斗

右四味同煮取四升温服一升日三服

胸痹心中痞氣氣結在胸胸滿脇下逆搶心枳實薤
白桂枝湯主之人參湯亦主之
心中中土也半裏上陰氣閉塞中土之陰不能（己字）
從子上交（上下）（通）曰胸痹心中痞氣陰氣結居半裏上
曰氣結在胸半裏上陰失陽運曰胸滿搶突也
拒也心身之中也中土之陰不能從子上交（左右）（通）脇
（主枳實薤白桂枝湯）
（枳實薤白桂枝湯主之）
下樞滯其氣上逆突拒於中曰脇下逆搶心中

土之陰不能從中土去以枳實臭香形圓化陰
土濁陰合厚樸苦温疏泄土氣運陰左行桂枝
辛温温通表裏經道之陰括蔞實甘寒氣清固
半表上陽氣薤白辛温氣滑利半裏上陰氣右
五味以水五升先煮枳實厚樸取二升取味厚
氣醲易降先入半裏下舒展陰土之陰去滓內
諸藥煮數沸分温三服取味淡氣輕易升固半

表裏氣液俱虛樞闔樞開機滯以人參湯增液固陽和利樞機

表上陽氣闔午甲枳實薤白桂枝湯主之陰土

名主人參湯曰人參湯亦主之

不暖表裏氣液俱虛以人參甘寒多液固半表上陽氣以白朮甘溫培中宮土氣以甘草乾薑甘溫氣味溫土藏陽右四味以水八升煮取三升象陰數耦陽溫服一升日三服象一陽得陰從午右闔三陽得陰從子左開甲人參湯亦主

之

括蔞薤白桂枝湯方

枳實四枚 薤白半升 桂枝一兩 厚樸四兩

括蔞實一枚擣

右五味以水五升先煮枳實厚樸取二升去滓

內諸藥煮數沸分温三服

人參湯方

人參 甘草 乾薑 白朮各三兩

右四味以水八升煮取三升温服一升日三服
胸痹胸中氣塞短氣茯苓杏仁甘草湯主之橘枳生
薑湯亦主之
塞滿也半裏上陰氣閉塞胸中氣滿土虛其氣
不足以從子左達短於半表（塞於半裏）曰胸痹胸中氣塞（主茯苓杏仁甘草湯）
短氣茯苓杏仁甘草湯主之茯伏也苓靈也陽
得陰則伏陰得陽則靈氣短半裏上土虛半裏

下以茯苓甘淡氣輕通半裏上陰氣以甘草極甘培半裏下土氣氣滿半裏上土虛半裏下以杏仁苦温下氣柔潤表裏絡道之陰右三味以水一斗煮取五升象陽數得地天生成包藏土中轉運表裏不息温服一升日三服象一陽得陰闔於午三陽得陰開於子差不齊也三服後如胸滿短氣不解是陰陽二氣未齊子午也再

服胸中氣滿土實其氣（痞結於中）不能從子左達短於半
表以橘（氣主橘枳生薑湯）皮苦温氣香開膈中氣滯以枳實臭香
形圓化陰土濁陰轉運土氣升降以生薑辛溫
化氣橫行疏泄表裏土氣右三味以水五升煮
取二升分温再服象三陽藏於土中一陽舉得
二陰耦之分温表裏也曰橘枳生薑湯亦主之

茯苓杏仁甘草湯方

茯苓三兩 杏仁五十箇 甘草一兩

右三味以水一斗煮取五升温服一升日三服

不差更服

橘枳生薑湯方

橘皮一斤 枳實三兩 生薑半斤

右三味以水五升煮取二升分温再服

胸痺緩急者薏苡附子散主之

胸中陰氣閉塞半表陽無陰緩迫於上半裏陰無陽温迫於下（主薏苡附子散）曰胸痺緩急者薏苡附子散主之薏苡甘寒緩半表上陽氣內闔於午附子辛温温半裏下陰氣外開於子散布也右二味杵為散服方寸匕日三服象陰數得陽布半表上陽數得陰布半裏下也

薏苡附子散方

薏苡仁十五兩 附子十枚炮

右二味杵為散服方寸匕日三服

心中痞諸逆心懸痛桂枝生薑枳實湯主之

心中脾土中也諸别異之辭心中痞諸指脾土中陰氣不左交有不同之辨此氣逆於右不順於左心中懸痛以桂枝辛温通表裏經道之陰以生薑辛温化氣横行通表裏絡道之陰以枳

心中痞諸逆心懸痛桂枝生薑枳實湯主之

實臭香形圓化脾土濁陰轉運土氣升降右三味以水六升象陽數得陰還於巳煮取三升分温三服象陰數得陽分温表裏也曰心中痞諸逆心懸痛桂枝生薑枳實湯主之

桂枝生薑枳實湯方

桂枝　生薑各三兩　枳實五兩

右三味以水六升煮取三升分温三服

心痛徹背背痛徹心烏頭赤石脂丸主之

心指陰土也背指陽土也陰土之陰失半表陽氣通之陽土之陽失半裏陰氣通之表裏互陰陽氣液不相通痛則牽引曰心痛徹背背痛徹心烏頭赤石脂丸主之以烏頭附子乾薑辛熱氣味通陰土之陰以蜀椒辛溫氣香化陰土濁陰以赤石脂甘平氣味交濟表裏陰陽氣液

於中土、右五味末之、蜜丸、如桐子大、以辛熱氣味、得蜜之甘潤、圓轉其中、開通表裏土氣、脾土不温、故在未食之前、服一丸、日三服、痛不解、稍加服、

烏頭赤石脂丸方

烏頭炮一分　蜀椒　乾薑各一兩

附子半兩　赤石脂一兩

右五味末之煉蜜丸如桐子大先食服一丸日三服不知稍加服

服一丸一字恐譌愚照方不用烏頭加附子半兩服三十丸日三服如表裏上下陰陽氣液不相交痛則牽引服此丸其痛即止

附方

九痛丸治九種心疼

附子三兩炮　生狼牙　巴豆去皮熬研如膏
乾薑　吴茱萸　人參各一兩
右六味末之煉蜜丸如梧子大酒下强人初服三丸日三服弱者二丸兼治卒中惡腹脹口不能言又治連年積冷流注心胸痛并冷衝上氣落馬墜車血疾等皆主之忌口如常法

按九痛者、一蟲、二注、三風、四悸、五食、六飲、七冷、八熱、九去來痛、而竝以一藥治之者、豈痛雖有九、其因於積冷結氣者多耶、　仲聖經醫道、如舟行大海中、茫茫無際、經文、如中按羅經、以定子午、則所向自無差錯、此方下又治連年積冷、流注心胸痛、并冷衝上氣、落馬墜車血積等、皆主之、又分九痛等語。此真在大海舟中不知南北也。

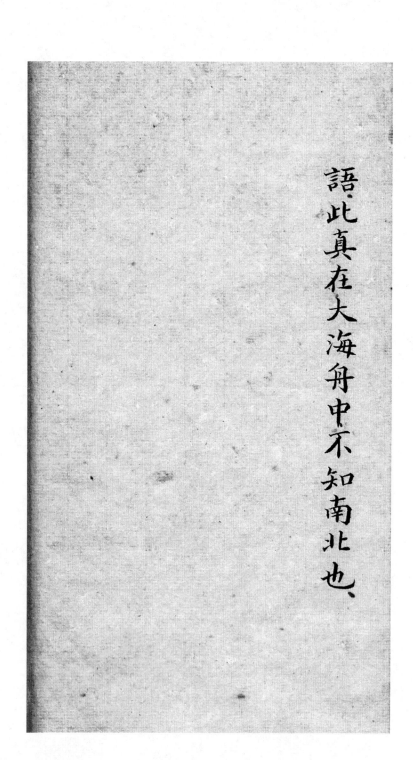

腹滿寒疝宿食篇

趺陽脈微弦法當腹滿不滿者必便難兩胠疼痛此虛寒從下上也當以温藥服之

趺跗同附也足背也足背屬半裏下脈中陽道也微幽微處也弦寒也法象也陰氣由半裏下幽微處附陽氣從子左開幽微處陰氣不附陽氣從子左開陰寒於裏陰土陰實病象當腹滿

曰趺陽脈微弦法當腹滿胠脇也腹不滿者表識陰土不實陰土陽虛陽氣從子左樞順利半表為之難兩脇樞機氣滯為之痛曰不滿者必便難兩胠疼痛從就也脈行也此陰土陽虛氣寒其陰就半裏下不就半表上也主用温藥行其陰曰此虛寒從下上也當以温藥服之

病者腹滿按之不痛為虛痛者為實可下之舌黃未

下者下之黃自去

半裏陰土陰實其陰不附陽氣從子左開病人當腹滿曰病者腹滿滿處以手按之不痛為陰土陽氣虛於裏曰按之不痛為虛滿處以手按之痛者為陰土陰氣實於裏可温疏半裏下土氣曰痛者為實可下之舌屬半裏上也黃土色也半裏上土氣未能下降温疏半裏下土氣舌

黃苔自去。曰舌黃未下者，下之，黃自去。

腹滿時減，復如故，此為寒，當與溫藥。

減，輕也。腹滿時輕時重，此為陰土陽氣虛於裏，當與溫藥治陰土之陰。曰腹滿時減，復如故，此為寒，當與溫藥。

病者痿黃，燥而不渴，胸中寒實，而利不止者，死。

黃，土色也。止，基也。半表上陽土，得陰潤之神不痿而色不黄半裏下陰土得陽温之神不痿而色不黄病人神痿色黄口燥不渴是半表上陽土失陰潤之半裏下陰土失陽温之如陽氣利半表上不基半裏下胸中陰實表裏陰陽氣液氣液不相生曰病者痿黄燥而不渴胸中寒實而利不止者死

寸口脉弦者即脇下拘急而痛其人嗇嗇惡寒也

寸口指半表上也弦數也半表上陽失陰和其脉數曰寸口脉弦者半表上陽失陰和陽氣從午右闔不利脇下樞滯不舒而痛曰即脇下拘急而痛半表上陽失陰和陽氣吝嗇閉藏半裏陰失陽温惡寒曰其人嗇嗇惡寒也

夫中寒家喜欠其人清涕出發熱色和者善嚏

寒陰氣也家居也得陰氣居裏陽氣從卯欲藏

欠說文作炁張气悟也象气從儿上出形

不藏其氣上出喜從口欠曰夫中寒家喜欠陽
氣從邪欲藏不藏在上陰液欲降不降其液循
鼻竅流出曰其人清涕出陽氣從邪欲藏不藏
陽浮半裏上發熱其面顏色和陽氣從邪欲藏
裏陰礙之其陽上逆不能下降其氣善從鼻竅
噴出曰發熱色和者善嚏
中寒其人下利以裏虛也欲嚏不能此人肚中寒

下半表下也得陰氣居裏其人陰液從半表下下利因半裏下陽氣虛也曰中寒其人下利以裏虛也此彼之對肚從土吐也此陰土中陽虛

彼半表上陽氣不居
謂半表上陽乃陰助之

不能從子左吐彼半表上陽氣亦虛其氣不能上（下降）從鼻竅噴出曰欲嚔不能此人肚中寒

夫瘦人繞臍痛必有風冷穀氣不行而反下之其氣必衝不衝者心下則痞

陰土得陽生肌肉不瘦陽土得陰生肌肉不瘦
表裏陰陽氣液不能相生環繞於臍其體瘦其
臍痛曰夫瘦人繞臍痛風木氣也冷水氣也穀
氣生氣也表識表裏陰陽氣液不能相生環繞
於臍質木氣不達水土氣寒脾土生氣不行曰
必有風冷穀氣不行反復也下底下也衝通道
也能復底下之陽其陽必從左通循經道而行

曰而反下之其氣必衝其陽不從左通循經道行者脾土陰液不交於左地天氣隔不通則痞曰不衝者心下則痞

病腹滿發熱十日脈浮而數飲食如故厚樸七物湯主之

腹復也十日卯時也病陽氣不來復腹裏陰土之氣失其陽運因病腹滿陽氣發揚於外不藏於

邪曰發熱十日陽氣發揚於外不藏於邪無半裏下陰土陰液和脈道之陽曰脈浮而數食為陰陽氣發揚於外不藏於邪無半裏下陰土陰液土和半表上陽土陽氣求食之陰以濟之曰飲食如故厚樸七物湯主之重用厚樸苦温氣味先入於裏以和其陰陽氣發揚於外不藏於邪陰土氣實不虛以大黃苦寒色黄臭香合枳

實之臭香形圓外固不藏之陽內疏陰土氣實桂枝辛温温通表裏經道之陰生薑辛温化氣横行開左右絡道之陰陽氣發揚於外不藏於邪陰失陽生土中氣液皆少以甘草大棗味厚汁濃益之右七味以水一斗煮取四升象陽數得陰復於七環轉四方温服八合日三服象陰數得陽正於八嘔者加半夏五合降半裏上水

逆氣結陰液從半表下下利去大黄苦降寒陰氣也陰氣盛於裏者加生薑至半斤以温其陰

厚樸七物湯方

厚樸半斤　甘草　大黄各三兩　大棗十枚擘
枳實五枚　桂枝二兩　生薑五兩

右七味以水一斗煮取四升温服八合日三服嘔者加半夏五合下利去大黄寒多者加生薑

至半斤、

腹中寒氣雷鳴切痛胸脇逆滿嘔吐附子粳米湯主之

雷鳴象氣回轉形（聲）、切割也陽氣不來復腹中陰氣不能回轉半表其痛如割曰腹中寒氣雷鳴切痛陰氣不能回轉半表上逆半裏上胸脇作悶嘔吐曰胸脇逆滿嘔吐附子粳米湯主之以

云附子粳米湯

附子辛熱温在下元陽以半夏辛平降逆上之氣陽氣不來復腹中穀之生氣不足於裏以粳米甘草大棗甘平氣味益之五土數也八別也右五味以水八升煮米熟湯成去滓象土數得水火之氣分別表裏也温服一升日三服象一陽得陰從午右闔三陽得陰從子左開也

附子粳米湯方

附子一枚炮　半夏　粳米半升

甘草一兩　大棗十枚擘

右五味以水八升煮米熟湯成去滓溫服一升

日三服

痛而閉者厚樸三物湯主之

陰土之氣閉塞不通而痛曰痛而閉者厚樸三（主厚朴三物湯）

物湯主之重用厚樸苦溫氣味先入於裏以和

其陰大黄苦寒色黄臭香合枳實臭香形圓外固其陽内疏土氣圓轉升降右三味以水一斗二升象陽數藏於地中其陰不閉先煑二味取五升内大黄煑取三升象二陰偶陽從土中出温服一升以利爲度象一陽開於子陰陽二氣和利表裏爲度何以知陰陽二氣和利表裏以腹不痛爲知

厚樸三物湯方

厚樸八兩　大黄四兩　枳實五枚

右三味以水一斗二升先煮二味取五升内大黄煮取三升温服一升以利為度

按之心下滿痛者此為實也當下之宜大柴胡湯

以手按心下悶痛者此為半裏下土實也主疏半裏下土氣適大柴胡湯加大黄之理曰按之

黃老善言味厚
圓明寄在上海
年中所校耶

心下滿痛者此為實也當下之宜大柴胡湯柴
胡苦平味薄氣輕能運氣撥轉樞機黃芩苦寒
味薄能固在上陽氣藏於裏半夏辛平能降逆
散結大黃苦寒色黃臭香合枳實臭香形圓化
土之濁陰轉運土氣升降芍藥苦平疏泄土氣
生薑辛溫化氣橫行溫通表裏經道之陰大棗
甘平用十二枚取汁多氣濃合陽氣環抱周身

右八味象陰數得陽正於八以水一斗二升象地支十二數煮取六升象陰數得陽變於六去滓再煎溫服一升日三服象一陽得陰闔於午三陽得陰開於子也

大柴胡湯方

柴胡半斤 黄芩 芍藥各三兩 半夏半升

枳實四枚 大黄二兩 大棗十二枚 生薑五兩

右八味以水一斗二升煮取六升去滓再煎温
服一升日三服

腹滿不減減不足言當下之宜大承氣湯

腹復也腹為陰滿悶也當主也半表上陽氣不
闔於午半裏下陽氣不足陰失陽疏而悶主温
疏半裏下陰氣寒固半表上陽氣闔午曰腹滿
不減減不足言當下之宜大承氣湯

大承氣湯方 見陽明篇

心胸中大寒痛嘔不能飲食腹中滿上衝皮起出見
有頭足上下痛而不可觸近者大建中湯主之
心胸中指半裏上也半裏上中陰無陽溫其陰
寒極不通而痛陰氣不從子左行無所區別逆
半裏上而嘔曰心胸中大寒痛嘔土中陰無陽
溫其陰寒極不能蒸化穀食曰不能飲食陽氣

不復中土土氣不運曰腹中滿陰氣不從子左行土衝半裏皮中支絡撐起出見若有頭足陰氣不從子左行逆半裏上下其痛而手不可觸近曰上下痛而不可觸近者大建中湯主之蜀椒炒香入土中轉運脾氣乾薑辛温温脾土之陰陽氣不足於裏陰液亦不足於裏以人參甘寒多液益陰土之陰以和其陽右三味以水四

升象陽數得陰轉運四方煮取二升去滓内膠飴一升微火煎取二升膠飴形怡怡然也象陰數得陽氣液和悦中土分温再服象一陽舉二陰耦之使土氣得温如一炊頃可飲粥二升調和胃氣後再服當一日食糜粥温覆之使陰陽氣液和於表裏也

大建中湯方

蜀椒二兩炒出汗　乾薑四兩　人參一兩

右三味以水四升煮取二升去滓內膠飴一升微火煎取二升分温再服如一炊頃可飲粥二升後更服當一日食糜粥温覆之

脇下偏痛發熱其脈緊弦此寒也以温藥下之宜大黄附子湯

陰氣偏半裏不通而痛陽氣偏半表浮外發熱

曰脇下偏痛發熱陰氣偏半裏無陽温之緊而不舒陽氣偏半表無陰和之數而不靜此半裏寒也用温藥温舒半裏下陰土之陰曰其脈緊弦此寒也以温藥下之宜大黄附子湯適大黄苦寒外固其陽内疏土氣附子辛温温疏水土之陰細辛辛温通脈絡中幽微處水氣右三味以水五升象陽數藏於土中煮取二升分温三服

象陰數偶陽、

大黃附子湯方

大黃三兩 附子三枚 細辛二兩

右三味以水五升煑取二升分温三服若强人煑取二升半分温三服服後如人行四五里進一服

若强人煑取二升半分温三服服後如人行四

五里進一服此數句恐非原文何也方中分兩未加祇多煮半升試觀多水半升藥之氣味反淡而不濃與強人二字不合口吻明者察之

寒氣厥逆赤丸主之

厥短也逆不順也陽得陰溫不短半表陰得陽溫不逆半裏陰氣短於表則表陽不溫陽氣不順於裏則裏陰不溫如是表裏陰陽氣液不相

順接曰寒氣厥逆赤丸主之純黑為烏黑水色也頭陽也象陽數從子水中生此烏頭命名之義也烏頭氣味較附子辛熱尤甚以烏頭二兩生子水中元陽以茯苓四兩淡通陰土之陰以細辛一兩温通脈絡中幽微處水氣以半夏四兩辛平氣味降逆散結朱南方火色也右四味末之內真朱為色象陰數偶陽從午還半裏也

煉蜜為丸烏頭性急以蜜緩之圓轉半裏陰土之陰陰氣盛於裏故在未食之前飲酒下三丸日再夜一服再一舉而二也象陽數得陰從子還半表也如陰土之陰不還半表逆於裏稍增之以陰陽相交表裏為度真朱即硃砂也

赤丸方

烏頭炮二兩　茯苓四兩　細辛一兩　半夏四兩

右四味末之內真朱為色煉蜜為丸如麻子大
先食飲酒下三丸日再夜一服不知稍增之以
知為度

腹滿脈弦而緊弦則衛氣不行即惡寒緊則不欲食
邪正相搏即為寒疝寒疝繞臍痛若發則白津出手
足厥冷其脈沉緊者大烏頭煎主之

陽氣不來復腹裏陰土之氣不運曰腹滿弦則

為減減為損陽氣不來復腹裏陰土中陽損陰氣緊而不舒曰脈弦而緊衛護也陰土中陽損護外之陽不行肌表陰失陽温曰弦則衛氣不行即惡寒陽氣不來復腹裏陰土之氣不舒穀不能化曰緊則不欲食邪陰氣也正陽氣也摶至也疝腹痛也陰不至半表上陽氣不復於午陽不至半裏下陰氣不開於子即為陰氣盛於

裏不通而痛曰邪正相搏即為寒疝陽氣不復於午陰氣不開於子陰氣環繞於臍曰寒疝繞臍痛陰氣用事物色白白謂陰氣盛於裏陰無陽通而腹痛痛甚則冷汗出曰若發則白津出手足內應脾土沉裏也脾土陰失陽温半裏脈道之陰緊而不舒曰手足厥冷其脈沉緊者大

注大烏頭云

烏頭煎主之右以水三升煮取一升象三陽陽

數復於一去滓內蜜二升煎令水氣盡取二升使烏頭之陽氣盡含蜜中強人服七合象陰數偶陽復於七弱人服五合象陰氣緩緩復於土中痛不差明日再服不可一日再服

大烏頭煎

烏頭大者五枚熬不必去皮咀

右以水三升煮取一升去滓內蜜二升煎令水

氣盡取二升強人服七合弱人五合不差明日

更服不可一日更服

寒疝腹中痛及脇痛裏急者當歸生薑羊肉湯主之

陰氣盛於裏陽氣不來復腹中陰失陽通而痛

陰土血液非陽不生非陽不利陽氣不來復腹

中陰土中血液不足不利裏陰氣迫連累脇之

主之以歸生薑羊肉湯

陰不通而痛曰寒疝腹中痛及脇痛裏急者當

歸生薑羊肉湯主之當主也歸藏也當歸辛温有汁用三兩主益中土血液配內藏之陽生薑辛温用五兩化氣橫行開表裏絡道之陰羊火畜也肉稟草木之精氣結成其氣羶益土中血液開其不利右三味以水八升象陽數得陰正於八煮取三升温服七合日三服象三陰三陽行於表裏若寒多加生薑成一斤開其陰氣痛

多而嘔者加橘皮二兩白朮一兩化陰土濁陰開其壅逆加生薑者亦加水五升煑取三升二合服之象陽數得二陰合之以行表裏也

當歸生薑羊肉湯方

當歸三兩 生薑五兩 羊肉一斤

右三味以水八升煑取三升温服七合日三服若寒多加生薑成一斤痛多而嘔者加橘皮二

兩白朮一兩加生薑者亦加水五升煮取三升
二合服之

寒疝腹中痛逆冷手足不仁若身疼痛灸刺諸藥不
能治抵當烏頭桂枝湯主之

陰盛於裏陽氣不來復腹中陰失陽通而腹痛
曰寒疝腹中痛不仁痹也陰逆於裏無陽氣從
裏外達冷而四肢痹曰逆冷四肢不仁灸字象

形火藏於下刺采取之也諸别異之辭抵當也
當任也陰氣逆於裏火不藏於下如面身疼々痛采取别異之主抵當烏頭桂枝湯
藥不能治此病非烏頭桂枝湯不能當其任曰
若身疼痛灸刺諸藥不能治抵當烏頭桂枝湯
右一味以蜜二升煎減半使烏頭陽氣盡含蜜
中去滓全以蜜熬熬成即膏矣解之溶化也所
煎烏頭之蜜取五合入桂枝湯三升中溶化和

令相得後初服五合象陽數藏於土中復於子陰陽相交為知如陰陽氣液不從子時左交即其時服三合再不從子時左交復加至五合其知者指陰陽氣液從子時左交形如醉狀得陰土陰液從子時左吐者為中病

抵當烏頭桂枝湯方

烏頭五枚

右一味以蜜二升煎減半去滓以桂枝湯五合解之令得一升後初服五合不知即服三合又不知復加至五合其知者如醉狀得吐者為中病

以桂枝湯下恐遺脱三升二字五合二字謂所煎之蜜用五合非用桂枝湯五合也是否明眼再政

其脈數而緊乃弦狀如弓弦按之不移脈數弦者當下其寒脈緊大而遲者必心下堅脈大而緊者陽中有陰可下之

乃承上起下之辭半表脈道陽失陰和其脈數半裏脈道陰失陽舒其脈圓遲緊陰液不能承半表上以和其陽陽氣不能起半裏下以舒其陰曰其脈數而緊乃弦陽得陰則圓轉半裏陰

得陽則圓轉半表表裏陰陽相失其機不圓形若張弓施弦也曰狀若弓弦按下也移易也下之陰不陽於上半表脈道之陽失陰和之其陽不圓轉半裏主溫舒半裏下之陰曰按之不移脈數弦者當下其寒大則為虛心下脾土也陽得陰不虛半表陰得陽不緊半裏半裏脈道之陰緊而不舒半表脈道之陽虛而緩表識脾土

陰失陽舒陰堅於裏曰脈緊大而遲者必心下
堅半表脈道之陽虛而緩因半裏陰失陽舒欲
半表陽中得陰可温舒半裏下之陰回還半表
曰脈大而緊者陽中有陰可下之

附方

外臺烏頭湯治寒疝腹中絞痛賊風入攻五臟
拘急不得轉側發作有時令人陰縮手足厥逆

即大烏頭煎。

外臺柴胡桂枝湯治心腹卒中痛者

柴胡四兩 黄芩 人參 芍藥

桂枝 生薑各一兩半 半夏一合半 大棗六枚

甘草三兩

右九味以水六升煮取三升溫服一升日三

服

外臺走馬湯治中惡心痛腹脹大便不通

巴豆二枚去心皮熬　杏仁二枚

右二味以綿纏搥令碎熱湯二合捻取白汁飲之當下老小量之通治飛尸鬼擊病

問曰人病有宿食何以別之師曰寸口脈浮而大按之反濇尺中亦微而濇故知有宿食大承氣湯主之

脈數而滑者實也此有宿食下之愈宜大承氣湯

下利不欲食者此有宿食當下之宜大承氣湯

此二行原文误写低一格

宿住也食僞也陰液住半裏下不來復半表上謬

食爲陰食之所滯而行於中脾土津液不得輸轉上逆
而住於下土主信脾土津液不得約束上和以脾土失信也如人偽言爽約得脈如何明之

外圍其陽陽氣不來復半裏下內疏其陰如人

僞言爽約此人病宿食之別也曰人病有宿食

何以別之寸口半表上也浮陽氣浮也大則爲

陰失陰和也

虛濇則濇也陰液住半裏下不來復半表上半

結結　而脈居　和

表上脈道陽失陰固之而氣浮失陰助之而

脈反濇　脈大　濇

氣虛失陰利之濇而不滑曰寸口脈浮而大按

金匱指歸　腹滿寒疝宿食篇卷之五　二十四

之反濇尺中半裏下也微無也陽浮半表上不
來復半裏下半裏下陰土之陰亦無陽氣温疏
而滑利故知有陰液住半裏下不來復半表上
（跷而涸）（宿穀未化停者多實陰液不能上承以和之固之）
以固其陽如人偽言爽約主大承氣湯鹹寒氣
（清利而滑）
味固半表上陽氣右闔於午苦温氣味疏半裏
下陰液左開於子曰尺中亦微而濇故知有宿
食大承氣湯主之

半表上脈道中陽氣失陰

和之而數半裏下脈道中陰氣失陽疏之而滑者陰土實也此得陰液住半裏下不來復半表上温疏半裏下陰氣則愈適大承氣湯之理曰

脈數而滑者實也此有宿食下之愈宜大承氣湯

下半裏下也半裏下陰液利者不繼續於半上固其陽陽浮半表上不能化食者此得陰液住半裏下當温疏半裏下陰氣適大承氣湯

曰下利不欲食者此有宿食當下之宜大承氣湯

脾土化濁使陷自液上氣脾胃轉輸自虧

宿食在上脘當吐之宜瓜蒂散

上脘指半裏上也陰液住半裏上不從子左還半表其水無所區別當吐之適瓜蒂散涌逆半裏上之水從口吐出半裏上水除其陽氣來復半裏上向還半裏下瓜蒂苦寒氣薄浮而升赤

曰宿食在上脘當吐之宜瓜蒂散

脾胃轉輸

小豆甘平體重沉而降凡豆體皆重取豆豉得
蒸盦之氣易重從輕宣發半裏上壅塞之水右
二味象地數之始即偶之各别擣為散已合治
之取一錢匕散者散也象散而復合為一也以
香豉一合用熟湯七合象一陽合二陰來復於
七也煮作稀糜去滓取汁和服温頓服之頓服
是一氣服下取其氣易升易吐也少少加之快

吐乃止於亡血虛家不可與瓜蒂散何也如誤吐之恐陰陽氣液損而不復也

瓜蒂散方

見太陽篇卷六

脈緊如轉索無常者宿食也

脈道之陰失陽氣溫舒而緊其緊如轉索撫之令緊非常者有陰液〔滯停於中〕住半裏下陽氣浮半表上

表陽不能內固於裏，裏陰不能外開於表，陰氣緊而不舒，曰脈緊。如轉索無常者，宿食也。

脈緊頭痛，風寒，腹中有宿食不化也。

風，陽也；寒，陰也。陽氣（旁批：[illegible] 滯自於中）浮半表上，無陰內固頭部之陰，不舒而痛。陰液住半裏下，無陽外開腹中陰，失陽化脈道，陰緊，曰脈緊頭痛，風寒，腹中有宿食不化也。

金匱指歸　乙

傷寒雜病論金匱指歸卷六

五藏風寒積聚篇

肺中風者口燥而喘身運而重冒而腫脹 肺中寒吐濁涕 肺死藏浮之虛按之弱如葱葉下無根者死

肺屬金主天氣風陽氣也天之金氣不右行得陽氣浮半裏上不藏半裏下陰土之陰失陽氣

蒸化左行半表回還半裏上潤口燥陽不藏半裏下陰土陰氣不從子時左開反逆半裏上喘從口出而喘曰肺中風者口燥而喘陽氣屈伸半裏上不藏半裏下體之陰失其陽運而重曰身運而重冒覆也陽覆半裏上不藏半裏下土之陰氣不從子左長曰冒而腫脹陽得陰則溫陽浮半裏上失陰助之天氣不溫曰肺中寒陽

浮半裏上陰液亦浮半裏上不降液化爲濁從
口鼻出曰吐濁涕。金得土氣而生陽浮半裏
上不藏半裏下天之金氣亦不藏半裏下金失
土氣温生曰肺死藏陽得陰不浮得陰不虛陽
失陰固其氣浮陽失陰助其氣虛曰浮之虛按
下也弱不強也蔥葉中空也陽浮半裏上不藏
半裏下陰土氣液不強如蔥葉中空曰按之弱

如葱葉根根核也陽浮半裏上不藏半裏下下
無根核之陽其氣散而不聚曰下無根者死
肝中風者頭目瞤兩脇痛行常傴令人嗜甘 肝中
寒者兩臂不舉舌本燥善太息胸中痛不得轉側食
則吐而汗出也 肝死藏浮之弱按之如索不來或
曲如蛇行者死
肝屬木主春氣瞤動也陽得陰固則靜而不動

得陽浮半表上無半裏下陰土陰液固之靜之陽動於上頭目為之動揺曰肝中風者頭目瞤陽得陰固半裏樞闔氣利陽失陰固兩脇樞闔機滯不通而痛曰兩脇痛傴僂也背曲也半表絡中陽氣失陰液和利其絡急每於行時則背曲曰行常傴甘土味也甘能緩其急得陽浮半表上無半裏下土味緩之其氣急時喜甜緩曰

令人嗜甘。寒陰氣也，兩臂如木之枝也，陽得陰助其氣不寒，陽浮半表上，失陰助之，其氣寒，兩臂如木之枝萎不舉，曰肝中寒者，兩臂不舉，本根也，陽浮半表上，無半裏下陰液回還半表上潤舌根，曰舌本燥，陽浮半表上，不來復半裏下，半裏陰氣求陽左升，曰善太息（喜太息以伸之），陽浮半表不來復半裏上，胷中陰氣不通，展轉之氣不利，曰胷中痛不得轉側食入於陰長氣於陽陽浮半表上不來復半裏下食入無陽氣蒸化則從口吐吐氣逆也陰液隨氣逆出肌表不能固陽回還半裏曰食則吐而汗出也 木得土而生陽浮半表上失土氣生之曰肝死藏陽得陰不浮得陰不弱陽失陰固其氣浮陽失陰助其氣弱曰浮之弱索繩也如索者如繩撚之緊也陽浮

半表上不來復半裏下土之陰液内緊不來半表上以固其陽曰按之如索不來土之陰液内緊不來半表上以固其陽陽在半表脉道中曲如蛇行陽無陰固其氣散而不聚曰或曲如蛇行者死

肝著其人常欲蹈其胷上先未苦時但愛飲熱旋覆花湯主之

詩小雅上帝甚蹈傳動也箋蹈讀曰悼釋文蹈鄭作悼病也

肝木氣也著附也蹈作悼病也說文欠谷為欲欠開口也谷欲聲愛也苦患也木附土氣而生木氣浮半表上不能自胸回還半裏下附土氣而生其人常開口病胸上之氣不降愛噯於先未患時但愛飲熱湯通胸上之陰曰肝著其人常欲蹈其胸上先未苦時但欲飲熱旋覆花湯主之旋由下旋上也覆由上覆下也旋覆花氣

蹈作悼病也

王注覆花湯

愛

味鹹温鹹稟冬令水氣主降温稟春令木氣主升其氣味能旋木氣至半表上覆木氣至半裏下葱通也氣味辛温能通胸上之陰新絳茜草也氣味苦寒苦火味也寒水氣也合旋覆花旋覆其氣升降表裏日日新也右三味以水三升温服一升象陽數得陰還半裏復於子也頓服取其氣濃易還半裏也

旋覆花湯方

旋覆花三兩　葱十四莖　新絳少許

右三味以水三升煮取一升頓服

心中風者翕翕發熱不能起心中飢食即嘔吐心中寒其人苦病心如噉蒜狀劇者心痛徹背背痛徹心譬如蟲注其脈浮自吐乃愈　心傷者其人勞倦即頭面赤而下重心中痛而自煩發熱當臍跳其脈

注音晝蟲喙也與咮噣通

金匱指歸　五藏風寒積聚篇卷之六　六

弦此為心藏傷所致也　心死藏浮之實如麻豆按之益躁疾者死

心陽也得陽氣浮半表上者陰土陰液不能上起以和其陽陽從熱起熱從陽動熱甚如火炙曰心中風者翕翕發熱不能起半表上陽失陰助其氣虛曰心中飢食為陰半表上陽浮半裏下陰失陽温食入不化其氣逆曰食即嘔吐

寒水氣也得水氣居半裏者其人患病心中如嗽蒜辣人之狀曰心中寒者其人苦病心如嗽蒜狀半裏之陰得陽則通半表之陽得陰則通心主半裏背主半表辣之甚者半裏陰氣不通半表痛則通於背半表陽氣不通半裏痛則通於心譬如蟲喙曰劇者心痛徹背背痛徹心譬如蟲注半裏脈道水氣上浮者從口吐出陽氣

回還半裏乃愈曰其脉浮者自吐乃愈　傷損
也勞火炎上也倦疲也陽氣炎於上損於下其
人神疲曰心傷者其人勞倦赤火色也陽氣炎
於上損於下頭面為之赤色底下之陰失陽氣
上舉而重曰即頭面赤而下重煩陽失陰和也火
炎於上中土之陰失陽氣內通而痛炎上之火
失陰氣外固而煩曰心中痛而自煩臍中也跳

上也陽氣浮半表上不藏半裏下發熱當身中以上曰發熱當臍跳弦數也陽氣浮半表上不藏半裏下脉道之陽無陰和之而數曰其脉弦此彼之對彼陽氣浮半表上不藏半裏下陽氣損於裏曰此為心藏傷所致也　火得木而生陽氣浮半表上不藏半裏下木無根核之陽曰心死藏躁動也陽氣浮半表上不藏半裏下陽

[illegible]

失陰固其氣浮如麻片之不聚陰失陽疏其氣實如豆之堅陽氣浮半表上不藏半裏下下之陰土無陽生上之陽氣無陰固其氣躁疾而動散而不聚曰浮之實如麻豆按之益躁疾者死邪哭使魂魄不安者血氣少也血氣少者屬於心心氣虛者其人則畏合目欲眠夢遠行而精神離散魂魄妄行陰氣衰者為癲陽氣衰者為狂

邪偏也哭哀聲也魂陽氣也魄陰氣也陰偏於
裏情志多哀哀甚則哭令表裏陰陽二氣不安
其居曰邪哭使魂魄不安者血氣少也血氣陰
氣也心氣陽氣也陰氣少者屬陰中陽氣不多
也曰血氣少者屬於心陽氣少於陰中其人情
志多懼曰心氣虛者其人則畏夢覺之對妄亂
也陽氣少於陰中合目貪眠眠時陽少陰固陰

少陽温寐中覺遠行而精靈之氣不聚於裏陰陽亂行失常曰合目欲眠夢遠行而精神離散魂魄妄行陰得陽則明半裏陰中陽氣衰微者陰失陽明語言顛倒陽得陰則明半表陽中陰氣衰微者陽失陰明語言狂亂曰陰氣衰者為顛陽氣衰者為狂

脾中風翕翕發熱形如醉人腹中煩重皮目瞤瞤而

短氣。脾死藏浮之大堅。按之如覆杯。潔潔狀如搖者死。

脾屬土。主地氣。得陽氣浮外。土之陰液不能外運半表。以固其陽。陽無陰固。陽從熱動。熱從陽起。熱甚如火炙。曰脾中風。翕翕發熱。陽氣浮外不藏於裏。如酒氣上衝。昏而不明。曰形如醉人。陽氣不來復中土。浮外而煩。腹中陰失陽運而重，曰腹中煩重。陽得陰固，其氣靜而不動，其氣長而不短，陽氣浮外，無陰固之，其陽不靜，皮目為之跳動，半表之氣為之短而不長，曰皮目瞤瞤而短氣。

土得火而生，陽氣浮外，不藏於裏，火不能生土，陰土陰堅，陽無陰固，陽氣散而不聚，曰脾死藏浮之大堅。陰土陰堅，失陽氣溫之疏之，形如覆杯，曰按之如覆杯。潔，清也，寒也，潔

瀉寒之甚也寒甚半裏下陽氣不能下基於土
搖動於上曰瀉瀉狀如搖者死
趺陽脉浮而濇浮則胃氣强濇則小便數浮濇相搏
大便則堅其脾為約麻仁丸主之
論解方解見陽明篇
腎著之病其人身體重腰中冷如坐水中形如水狀
反不渴小便自利飲食如故病屬下焦身勞汗出衣

裏冷溼久久得之腰以下冷痛腹重如帶五千錢甘薑苓术湯主之

腎堅也陽氣得陰則堅附於裏而不外浮陰液得陽則堅附於表而不外洩病陽氣浮外無陰液堅附陽氣於裏其人身體之陰失其陽運而重曰腎著之病其人身體重腰身中也陽氣浮外無陰液堅附陽氣於裏身中之陰失陽氣温

之而冷形似水氣不行曰腰中冷如坐水中形如水狀反回還也下半裏下也焦陽也水氣能回還半表上潤於口其口不渴水氣能自利於下為尿其水不停食為陰陽氣浮外無陰液堅附陽氣於裏外求食之陰以堅陽其食如故諸病屬下焦陽虛曰反不渴小便自利飲食如故病屬下焦陽氣屈伸於外無陰液堅附陽氣於

裏遇勞動陰液隨之洩出為汗曰身勞汗出衣依也陽氣不依附於裏裏之陰溼之氣失其陽化久久得此身中以下無陽氣溫通而冷痛曰衣裏冷溼久久得之腰以下冷痛錢貨泉也其藏曰泉其行曰布取其流行無不徧也陽氣浮外不復於土土之陰氣無陽氣從予左開流徧（三十字意義不協）周身其腹重而不輕其陰聚而不行曰腹重如

帶五千錢甘薑苓朮湯主之主甘草乾薑甘溫
氣味溫土藏陽茯苓淡甘通陰土之陰伏陽氣
於裏陰得陽則生陽氣浮外陰失陽生以白朮
甘溫多液益土之陰配内伏之陽右四味象陰
陽氣液口轉八方以水五升煮取三升分溫三
服象陰土得陽身中即溫

甘薑苓朮湯方

甘草　白术各二兩　乾薑　茯苓各四兩

右四味以水五升煮取三升分温三服腰中即温

腎死藏浮之堅按之亂如轉丸益下入尺中者死

陰得陽而生陽氣浮外不堅於裏陰失陽生其氣散而不聚曰腎死藏陽失陰固其氣浮陰失陽生其氣堅曰浮之堅按下也亂治對陽氣浮

外不堅於裏下之陰不治其陽不和表裏亂如
轉丸曰按之亂如轉丸益增也入沒也尺中半
裏半表下土中也陰增底下陽沒土中曰益下
入尺中者死
問曰三焦竭部上焦竭善噫何謂也師曰上焦受中
焦氣未和不能消穀故能噫耳下焦竭即遺尿失便
其氣不和不能自禁止不須治久則愈

竭五行轉運更相始也三焦之陽合五行之氣轉運分部左右上中下更相爲始曰三焦竭部噫飽食息也上焦陽氣不從午右闔轉運半裏其氣從口善噯曰上焦竭善噫受得也上焦陽氣不從午右闔轉運半裏得中焦陽氣未能和利於下不能消化穀食故使飽息曰上焦受中焦氣未和不能消穀故能噫耳須求也愈進也

氣旋於中從子氣和陰陽二氣治於子午陰陽二氣轉運表裏生人之生氣也

下焦陽氣不能從子左開轉運半表陰失陽固即遺尿其陽氣不和於右利於左尿便不能自禁止於下陽得陰則治不求陰陽二氣治於子午久則病進曰下焦竭即遺尿失便其氣不和不能自禁止不須治久則愈

師曰熱在上焦者因欬為肺痿熱在中焦者則為堅熱在下焦者則尿血亦令淋閟不通大腸有寒者多

金匱指歸　五藏風寒積聚篇卷之六　十五

鶩溏有熱者便腸垢小腸有寒者其人下重便血有熱者必痔

熱陽氣也上焦半表上也陽氣浮在半表上不闔於午就下亥水之陰欠藏欠生天氣隨之不右行尊上之水不右降阻礙氣道致欬卑下之水不左升肌表不榮致形萎曰熱在上焦者因欬為肺痿中焦半裏中也陰得陽則柔陽氣浮

在半表上不藏於邪中焦土之陰失陽氣温疏其陰不柔為之堅曰熱在中焦者則為堅下焦半裏下也血為陰陰得陽則固陽氣浮在半表上不開於子陰絡中血失陽氣固之左運半表血逆半裏下從尿竅外出曰熱在下焦者則尿血陽氣浮在半表上不開於子使木氣不達土氣不疏水液淋下或秘塞不通曰亦令淋閟不

通鶩溏如鶩之後水糞雜下也半表上陽氣不從午闔通暢於右陰土之陰得寒者水穀之精華不能從胃之津門蒸出外榮肌表下趨腸中水糞雜下曰大腸有寒者多鶩溏得陽氣不從午闔通暢於右半裏下陰液滯而不行化為涑垢曰有熱者便腸垢陽氣浮在半表上半裏下之陰不從子通暢於左陰土之陰得寒者其人

在下之陰不能上舉陰絡中血不能內固而下利曰小腸有寒者其人下重便血痔後病也隱瘡也得陽氣浮在半表上不從子通暢於左表識半表下肛門旁絡中之陰不通而成瘡曰有熱者必痔

問曰病有積有聚有穀氣何謂也師曰積者藏病也終不移聚者府病也發作有時展轉痛移為可治穀

氣者脇下痛按之則愈復發為穀氣

病得於府積聚生陽不能運者以故論

病生陽午聚於表卯陽與起質乎卯時展轉不通之陰終轉移易於表卯病可治陽子闔午由子間旦為有積有聚有穀氣之語也師

穀續也藏陰也府陽也病得陰氣積於裏裏陰失陽運其陰終不能移易於表曰積者藏病也終不移病得陽氣聚於表其陽與起質乎其時展轉不通之陰移易於表治陽闔午由聚者府病也發作有時展轉痛移為可治愈勝也陽氣不從午續於裏脇下之陰不通以手按之則痛

穀續也生子午也 生之

勝復發外之陽氣內闔於午展轉脇下之陰為
續陽氣於裏曰穀氣者脇下痛按之則愈復發
為穀氣

諸積大法脉來細而附骨者乃積也寸口積在胷中
微出寸口積在喉中關上積在臍旁上關上積在心
下微下關積在少腹尺中積在氣衝脉出左積在左
脉出右積在右脉兩出積在中央各以其部處之

法象也附著也於陰氣積於裏之象脈道中陽氣來於表按之微細而著骨者乃陰氣積於裏陰失陽温陽失陰助也曰諸積大法脈來細而附骨者乃積也寸口半表半裏上也半表半裏上脈道中陽氣微細著骨者陰氣積居胷中曰寸口積在胷中微無也出見也脈道中陽氣無見半表半裏上陰氣積居喉中曰微出寸口積在

喉中。關上半裏中也。脉道中陽氣微細半裏中陰氣積居臍旁。曰。關上積在臍旁。上關上半裏上也。脉道中陽氣微細半裏上陰氣積居心下。曰。上關上積在心下。微下關半裏下也。脉道中陽氣微細半裏下陰氣積居少腹。曰。微下關積在少腹。尺中半裏半表下也。氣衝底下。氣道也。脉道中陽氣微細半裏半表下陰氣積居底下

金匱指歸　五藏風寒積聚篇卷之六　十九

之氣道曰尺中積在氣衝脉道中陽氣微細見
於左積陰之氣居於左脉道中陽氣微細見於
右積陰之氣居於右曰脉出左積在左脉出右
積在右脉道中陽氣微細兩手見積陰之氣居
中央曰脉兩出積在中央處分別也積陰所居
各以部位分別曰各以其部處之

痰飲欬嗽篇

問曰夫飲有四何謂也師曰有痰飲有懸飲有溢飲有支飲問曰四飲何以為異師曰其人素盛今瘦水走腸間瀝瀝有聲謂之痰飲飲後水流在脇下欬唾引痛謂之懸飲飲水流行歸於四肢當汗出而不汗出身體疼重謂之溢飲欬逆倚息不得卧其形如腫謂之支飲

夫飲病有四何也問曰夫飲有四何謂也雖四有痰飲懸飲溢飲支飲者是亦病之分師曰有痰飲有懸

飲有溢飲有支飲四復口从、痰從炎飲從欠食為陰水穀之精得陽氣蒸運口繞八方陰液

外營肌表其人體豐不病痰飲陰欠陽氣蒸運口繞八方陰液不外營肌表其人體瘦則病痰

飲所以謂飲病有四也問曰四飲何以為異

因从口从大痰从炎飲从食从欠食為陰水穀

大陰得陽氣蒸運口繞八方陰液外營肌表其

人體豐不病痰飲陰欠陽氣蒸運口繞八方陰

液不外營肌表其人體瘦則病痰飲所以謂飲

四飲何以為異問何謂也師曰有痰飲有懸飲有溢飲有支飲何以為異

病有四也閒隙也火炎於上不藏於下水穀之

間隙也

陰欠陽氣蒸運不復外充肌肉化為痰飲走於

腸外空隙處瀝瀝作響師曰其人素盛今瘦水走

腸間瀝瀝有聲謂之痰飲後半裏也脇下陽氣樞闔陰氣樞開之部署也懸繫也水穀之陰欠陽氣蒸運化而為飲飲之陰繫半裏氣道流居脇下陽氣樞闔陰氣樞開為之不利曰飲後水流在脇下欬唾引痛謂之懸飲四肢四旁也水穀之陰欠陽氣蒸運化而為水溢於四旁當汗出毛竅而不外出陽氣屈伸表裏次第不通其

身疼重曰飲水流行歸於四肢當汗出而不汗出身體疼重謂之溢飲倚偏也支如竹葉下垂也飲陰偏右其氣不能從心下達故不得寢飲偏之處失陽氣運之其形若腫腫處如竹葉下垂曰欬逆倚息不得卧其形如腫謂之支飲

水在心心下堅築短氣惡水不欲飲　水在肺吐涎沫欲飲水　水在脾少氣身重　水在肝脇下支滿

嚏而痛　水在腎心下悸

心火藏也屬半裏中心下脾土也築擣也水居半裏中脾之陰失陽氣温潤而堅心之陽不從右達於左陽無陰固逆半裏中如杵之擣動曰水在心心下堅築半表陽得陰濟其氣長而不短半裏陰得陽通土中水氣流行不惡飲水半表陽失陰濟其氣短而不長半裏陰失陽通土

少上聲

中水氣不行故惡水不受飲曰短氣惡水不欲飲。肺金藏也屬半表半裏上水居半表半裏上不從子回還半表上潤陽土之燥口吐涎沫受飲水以潤其燥曰水在肺吐涎沫欲飲水。脾土藏也屬半裏下水居半裏下少陽氣藏於土中身之陰失其陽運而重曰水在脾少氣身重。肝木藏也屬半表下水居半表下脇下陰失陽開氣滯而悶木氣喜達木氣左升不能右降其氣從鼻竅噴出脇下樞滯不通而痛曰水在肝脇下支滿嚏而痛　腎水藏也屬半裏半表下陰得陽不悸水居半裏半表下陰〔抑〕土失溫陰中陽虛而悸曰水在腎心下悸

夫心下有畱飲其人背寒冷如掌大　畱飲者脇下痛引缺盆欬嗽則輒已　胷中有畱飲其人短氣而

金匱指歸　痰飲欬嗽篇卷之六　四

渴四肢歷節痛脈沉者有留飲

留止也與流通覆手為爪反手為爪今作掌夫脾土得水之陰止而不流其陽不覆於形反於背背部陰失陽溫而寒曰夫心下有留飲其人背寒冷如掌大　缺盆人乳房上骨名輒忽然也已甚也脾土得水之陰止而不流脇下樞開不通而痛牽引乳房上骨水之陰阻礙半裏氣

道於欬嗽時其痛忽然更甚曰畱飲者脇下痛
引鈌盆欬嗽則輒已　胷上半裏上也半裏上
得水之陰止而不流其人半表陽失陰濟而短
氣陽土氣燥不潤而口渴曰胷中有畱飲其人
短氣而渴半裏上水之陰止而不流陰中陽少
陰氣偏及四肢骨節中不通而痛曰四肢歷節
痛沉主裏脈道之裏陽少者得半裏上水之陰

止而不流曰脉沉者有留飲

膈上病痰滿喘欬唾發則寒熱背痛腰疼目泣自出其人振振身瞤劇必有伏飲

膈胷上也唾口津也胷上病痰陰失陽運而滿其氣不能從子左開逆半裏上嵩從口出而喘欬水之陰欠藏口中津液逆於氣道而欬唾曰膈上病痰滿喘欬唾陽氣發揚於外肌表之陰

失陽氣温之則寒陽氣發揚於外無地之陰液和陽於(至)表(則寒)無天之陰氣固陽於(至)裏則熱曰發則寒熱陽氣發揚於外背部陰失陽通曰背痛腰管之陰失其陽通曰腰疼陽氣上開於目發揚於外陰液不能循目系下降淚從目出曰目泣自出振同震半裏之陰得地之陽氣温生震動半表半表之陽得天之陰氣清降震動半裏其

身不瞤動陽氣發揚震震於外無地之陰液和陽至表無天之陰氣固陽至裏致身瞤劇表識此病得伏飲於裏曰其人振振身瞤劇必有伏飲

夫病人飲水多必暴喘滿凡食少飲多水停心下甚者則悸微者短氣脉雙弦者寒也皆大下後喜虛脉偏弦者飲也

喜恐善字譌

夫陽氣病浮於外飲水多半裏水失陽運其水不降必猝喘而滿曰夫病人飲水多必暴喘滿凡陽氣浮外不能蒸化穀食故食少陽氣浮外陰土陰液不能轉運半表上潤陽土之燥故飲水多曰凡食少飲多甚深也水停脾土深陰中陽虛而悸曰水停心下甚者則悸微無也陽得陰其氣長而不短水停脾土陰中陽虛無陰液來

半表上濟其陽者陽中陰虛而短氣曰微者短氣半表之陽無陰濟之其陽氣虛於半表而寒半裏之陰無陽温之其陽氣虛於半裏而寒如斯表裏脈道陰陽兩虛曰脈雙弦者寒也大半表上也下半裏下也後嗣也善猶多也諸病皆屬半表上半裏下陰陽氣液嗣續左右多虛曰皆大下後善虛中之兩旁曰偏脈脈道中寒氣

陽得陰助不寒

陰得陽助不寒

或偏左或偏右此係水飲內停無陽氣蒸運故也曰脉偏弦者飲也

肺飲不弦但苦喘短氣　支飲亦喘而不能臥加短氣其脉平也

肺指半表半裏上也弦則為減半表上陽不右降半裏上飲陰不減曰肺飲不弦苦患也患半裏上飲陰不減半裏下陰不左開其氣逆半裏

上喘從口出而喘半表上陽無陰助其氣少半表上而短曰但苦喘短氣　亦大也飲陰偏處半裏上大喘而不能寢息曰支飲亦喘而不能臥加上也飲陰偏處半裏上大喘半裏下陰不左闢半表上陽無陰助其氣短曰加短氣平治也飲陰偏處半裏上半裏下陰氣無陽治於子半表上陽氣無陰治於午曰其脈平也

病痰飲者當以温藥和之　心下有痰飲胷脇支滿
目眩苓桂朮甘湯主之
病陽氣浮外在内之水失其陽運而爲痰飲者
主用熱藥温土之陰曰病痰飲者當以温藥和
之　心下脾土也支分也陽氣上開於目得陰
濟之目光不亂脾土有痰飲其陰不左開胷脇
之陰不能分運半表而作悶半表之陽失陰濟

金匱指歸　痰飲欬嗽篇卷之六　九

之而目光眩亂曰（主方桂朮甘湯）心下有痰飲胷脇支滿目眩苓桂朮甘湯主之陰土之陰得陽氣内伏陰土氣靈脾土有痰飲陽不内伏陰土之氣不靈主茯苓淡甘氣味通陰土之陰脾土有痰飲陽不内伏表裏經道不温以桂枝辛温通表裏經道之陰陰得陽則生脾土有痰飲陽不内伏陰液土味不足於裏（表陽具一陽之掌）以白朮甘温甘草甘平取液多

味濃益之右四味以水六升象陰陽氣液口轉八方陰數得陽變於六煮取三升象陽數藏於土中分温三服小便則利象陰數得陽半裏之陰則利半表

苓桂朮甘湯方

茯苓　桂枝　白朮各三兩　甘草二兩

右四味以水六升煮取三升分温三服小便則

利

夫短氣有微飲當從小便去之苓桂朮甘湯主之腎氣丸亦主之

高注在至後也

夫陽無陰濟其氣則短半表上得半裏下幽微處飲停當從熱藥溫脾土之陰去半表上以濟

主用

津上行

師恐後學作水短未表下趣主苓桂朮甘湯

其陽曰夫短氣有微飲當從小便去之苓桂朮甘湯主之陽不內伏陰土陰液不足於裏還半

水流中

湯

表上以濟其陽。生地黃甘寒，多汁，培土之液。山藥甘平，培土之氣。牡丹皮辛寒，堅金水，表陰固土之氣。山茱萸味酸，斂陽氣，還半裏下，温生木之根核。澤瀉、茯苓淡甘，舒利澤中水氣，回還半表上以濟其陽。桂枝辛温，温表裏經道之陰。附子辛温，温水土元陽，從子左開右。八味象陰數得陽正於八。末之，煉蜜和丸，丸員轉也，象陰陽

氣液員轉表裏毋失時也、曰、腎氣丸、亦主之

苓桂术甘湯方見上

腎氣丸方見中風歷節篇

病者脈伏其人欲自利利反快雖利心下續堅滿此為畱飲欲去故也甘遂半夏湯主之

心下續堅也病人宿昔中水氣匿藏於裏不利於表

伏匿藏也脈道中水氣匿藏之義未開字來由

其人脈中見舒徐則未大便自利下似快雖利土中阻之是後續堅

病者脈伏欲之為言續也反而還也快急疾也

曰病者脈伏其人欲自利利反快
雖利心下續堅滿此爲留飲
欲去故也甘遂半夏湯主之

其人陽氣繼續自利半裏下水得陽利其水而
於裏作開此爲土中水氣也而不行則陽氣半支氣於土裏使
還半表下從轂道當急疾下利曰其人欲自利
脩也之水運行脩也之水不行陽不伏氣於裏使陽氣伏氣
利反快雖設也設水氣利半表下從轂道當急
於之裏先支平脩也之水土甘逆寸方陽逆辛甘氣味
疾下利脾土之陰繼續而氣開此爲土中水氣
由逆脩也之水之逆平土氣生者而二枚象陽易以生陰也
土而不行陽氣繼續去半表上故也田雖利心
甘石氣味辛平降之逆上陽氣以氣土中數之由從之水而十
下續堅滿此爲留飲欲去故也甘遂半夏湯主
二枚象環抱地支表裏運轉不息也以芍藥平苦平用五
之水土脾土中水土之氣不能圓轉八方逆其

金匱指歸　痰飲欬嗽篇　卷之六　十二

枝丹子去殺史の末二寸下法泄出下半甘之寸甘之平開指大一枚

生姜三十甘遂三十甘氣味逆其偉水而遂其土之

女京一陽ミ之家二江中土和味而熱逆又陽之氣互用之施土中土中

生發取三枚者象陽數以生陰也半夏氣味辛

之陰出之陽生以精善甘寒味合化陰之氣以和內施之陽器

平取十三枚象地支十二數以水一升煮取半

[illegible]

升去滓降逆上之陽大半裹土中散水氣環抱

[illegible]

地支芍藥苦平十取五枚者疏泄半裹之土氣甘

草甘平取如指大一枚象一陽陽氣從中土外

[redacted]右四味象陰數得陽口轉八方以水二

升煮取半升去滓象陰數偶陽還半裏也以蜜半升和藥汁煎取八合取蜜性甜緩緩陽氣藏半裏土中陰土之陰得陽氣蒸運正於八頓服之取一氣服下入陰土中逐其所止之水毋傷陰土中真水

甘遂半夏湯方

甘遂大者三枚 半夏十二枚以水一升煮取半升去滓

芍藥五枚　甘草一枚炙如指大
石四味以水二升煮取半升去滓以蜜半升和
藥汁煎取八合頓服之
脉浮而細滑傷飲　脉弦數有寒飲冬夏難治　脉
沉而弦者懸飲内痛病懸飲者十棗湯主之
陽得陰濟不細半表脉中陽得陰固不滑半表
脉中陽氣外浮陽失陰濟而脉細半表陽失陰

固而脈滑半表曰脈浮而細滑傷痛也陽氣浮
外裏陰失陽通而痛裏陰失陽運而為飲曰傷
飲弦則為寒數則為熱半裏陰失陽溫則寒
生半表陽失陰固則發熱曰脈弦數得半裏陰
失陽溫陰失陽運而為飲曰有寒飲得半裏陰
失陽溫陰失陽運冬之陰患半表陽氣不來半
裏治於子夏之陽患半裏陰液不來半表治於

午曰冬夏難治○ 沉裏也半裏脈中陰失陽温而寒者是繫陰於裏繫陰於裏陰失陽通則痛曰脈沉而弦者懸飲内痛○病陽氣浮外繫陰於裏曰病懸飲者十棗湯主之○化生萬物悉主元陽繫陰於裏元陽開則氣浮以芫花辛温氣味散半裏所繫之陰繫陰於裏土味不能轉運四方遂其生發之氣以甘遂辛甘氣味逐其水而

遂其生繫陰於裏以大戟苦寒氣鋭逐其水毋
使稍停無繫陰於裏元陽開則不浮一升十合
也半物中分也以水一升半象天生地成十數
從中土分運四方復合為一也水藏土中逐其
停水恐傷脾土之真水先煮大棗肥者十枚意
先取味厚氣濃之物培固四方土氣毋使真水
下泄取八合象陰數得陽正於八復合為一開

於子也强人服一錢匕羸人服半錢匕平旦温服平旦晨明也晨明時陽氣引達半表下服此方逐半裏停水不（吐下）傷其陽故取平旦温服若下少病不除者明日平旦更加半錢匕得快下利毋使氣味留連後以糜粥自養助胃中之陰和陽氣內闔午也

十棗湯方見太陽篇卷六

病溢飲者當發其汗大青龍湯主之小青龍湯亦主之

病陽氣浮外水穀之陰欠陽氣蒸運化而為水溢於四旁當發其土中水氣外達毛竅為汗曰病溢飲者當發其汗大半表也龍指陽氣也水溢四旁半表陽氣不闔半裏半裏水氣不開半表曰（一主大青龍湯）大青龍湯主之方中重用麻黃苦溫氣味

金匱指歸　痰飲欬嗽篇卷之六　十六

啟半裏水氣合陽氣震動半表上交姤於午石膏辛寒清降天氣堅金水表陰固陽闔午桂枝辛温温表裏經道之陰杏仁苦温滋潤滑利表裏關節之滯陽浮半表肌土陰塞土味不足於上甘草甘平助在上土味以和其陽生薑辛温化氣横行疏泄表裏土中水氣大棗甘平用十二枚取味厚汁濃資助土液合辛温氣味環轉

周身右七味象一陽開陽得陰二一變而為七以水九升象陽數得陰變而為九先煮麻黃減二升去上沫減輕也二陰數也象陽舉而陰從輕也内諸藥煮取三升象三陽藏土中也去滓温服一升象一陽從土中開於子也小半裏也陽

（上示之陽氣能回裏半非陽不主之）

不内藏於邪半裏下陰土不温水氣不左行以麻黃開陰土水氣桂枝辛温通表裏經道之陰

半夏辛平降逆上陽氣散土中水結芍藥苦平疏泄表裏土氣細辛辛温通脉絡中幽微處水氣乾薑辛温守而不走温半裏下土氣以藏陽陽浮半裏上土味不足半表下以甘草極甘培之五味子酸温斂陽氣藏於土中復於子使五味轉運表裏不失生生氣化之機右八味以水一斗象陰數得陽正於八合陽氣復於一先煮

麻黄減二升減輕也、二陰數也、象陽舉而陰氣
從輕去上沫内諸藥煮取三升去滓温服一升
象三陽來復半裏一陽開於子也、
大青龍湯方見太陽篇卷一
小青龍湯方見太陽篇卷二
膈間支飲其人喘滿心下痞堅面色黧黑其脈沉緊
得之數十日醫吐下之不愈木防己湯主之虚者即

愈實者三日復與（發復）不愈者宜木防己湯去石膏加茯
苓芒硝湯主之
飲陰偏處膈間阻半表陽氣內藏脾土失溫陰（拆土失溫堅）
氣不左闢上逆半裏上其人氣喘胃滿曰膈間
支飲其人喘滿飲陰偏處膈間阻半表陽氣內
藏脾土失溫陰氣不左闢由心下痞堅黧黑而
黃也陽得陰則明脾土失溫陰氣不左闢陽失

陰明面顏黃黑目面色黧黑飲陰偏處膈間阻
半表陽氣內藏脾土不溫裏陰失其陽舒目其
脈沉緊數責也十日卯時也吐半也下半裏未
也愈進也得飲陰偏處膈間責陽氣不藏於中
脾土不溫以意會之溫生半裏下脾土之陰以
藏其陽其陽不進半裏下主清降天氣助土之
陰液固陽於裏日得之數十日醫吐下之不愈

飲阻陽之氣病在膈上當
吐之在膈下當下之以病不愈
責之陽氣不能藏於裏脾土不溫液於
之表外主陰表之表經主之法以
乃解主不得己陽

金匱指歸　痰飲欬嗽篇卷之六　十九

木防己湯主之防己石膏辛平氣寒清降天氣
固陽藏邪陽不藏邪表裏經道不温以桂枝辛
温温表裏經道之陰陰得陽則生陽不内藏於
邪温生其陰陰液不足於裏以人參甘寒多液
和陽氣内藏右四味以水六升象陰數得陽變
於六煮取二升分温再服象一陽舉二陰偶之
分温表裏（也如後法）天氣不能清降其陽液虛半（於）裏者服

此湯陽氣即進半裏內藏於邪曰虛者即愈三日寅時也陰液堅實半裏下者寅時陽氣來半表下其人喘滿心下痞堅復作再與木防己湯其陽不前進半裏藏於邪者適木防己湯去石

加茯苓芒硝湯主之曰實者三日復發復與不愈者宜木防己湯去石膏加茯苓芒硝湯主之去石膏

膏清降天氣加茯苓淡通陰土之陰芒硝鹹寒下降入半裏下軟其燥堅右五味以水六升象陽氣藏半裏土中陰數得陽變於六煮取二升

去滓内芒硝再微煎分温再服微利則愈象一陽舉得二陰偶之分温半裏幽微處之陰得利半表以固其陽則愈

木防己湯方

木防己三兩 石膏如雞子大二枚 桂枝二兩 人參四兩

右四味以水六升煮取二升分温再服

木防己去石膏加茯苓芒硝湯方

木防己　桂枝各二兩　茯苓　人參各四兩

芒硝三合

右五味以水六升煮取二升去滓内芒硝再微煎

分温再服微利則愈

心下有支飲其人苦冒眩澤瀉湯主之

目得陽而開得陰而明脾土有飲陰偏處其人

半裏之陰不能外致半表患地氣昏冒其明如

有物蔽於前而目眩亂也曰心下有支飲其人苦冒眩澤瀉湯主之瀉輸也澤瀉氣味甘淡能輸布澤中水氣上濟其陽白朮甘温多液固在上陽氣回還半裏以運其陰右二味以水二升煮取一升分温再服象陰數偶陽開於子分温表裏也

注陳修園

澤瀉湯方

澤瀉五兩 白朮二兩

右二味以水二升煮取一升分温再服

支飲胷滿者厚樸大黄湯主之

飲陰偏處脾土胷中陰氣不降而悶者主厚樸

大黄方同曰支飲胸滿者厚朴大黄湯主之二方各別

苦温大黄苦寒内疏土氣外堅金水表陰以固

其陽枳實臭香形圓轉運脾土之陰無偏於裏

右三味以水五升象三陽陽氣内藏土中煮取

二升分温再服彖陽數舉得二陰偶之日夫飲

~~胸滿者厚樸大黃湯主之~~

此方煎法及大黃之分兩恐錯何也飲陰偏處

脾土是陽氣不足於裏陰液內停非脾土之氣

板實不疏若將大黃同煎其氣濃而下降脾土

陰液下洩不能內和其陽揣摩病藥大黃祇能

用二兩以水五升先煮厚樸枳實取二升內大

黄煎一沸去滓分温再服取味淡氣輕外堅金水表陰固陽氣内藏枳實厚樸味濃下降轉運脾土中所停之飲陽氣内藏脾土陰氣轉運支飲胷滿自除

厚樸大黄湯方

厚樸一尺　大黄六兩　枳實四枚

右三味以水五升煮取二升分温再服

支飲不得息葶藶大棗瀉肺湯主之

飲陰偏處半表半裏上其氣不得從心下達而寢息曰支飲不得息葶藶大棗瀉肺湯主之（三字易葶藶大棗瀉肺湯）飲陰偏處半表半裏上其氣不得從心下達而寢息脾土水氣不左行表裏氣道燥而不潤主葶藶甘寒滑潤入土中通利水道降其氣逆大棗用十二枚合地支之數取汁厚氣濃環抱表裏

固其陽也

葶藶大棗瀉肺湯方見肺癰篇

嘔家本渴渴者為欲解今反不渴心下有支飲故也

小半夏湯主之

嘔家謂素有宿飲嘔病也宿飲嘔去脾土真陰

未能上濟其陽陽土當燥而不潤外求水以濟

其燥此為宿飲欲除是時反不渴此脾土中有

飲陰偏處未除故也。[一本作嘔家本渴，渴者為欲解，今反不渴，心下有支飲故也，小半夏湯主之]主半夏辛平，降逆上陽氣，散土中水結，生薑辛溫化氣，橫行疏泄表裏土氣，以行其水。右二味，以水七升，象二陰偶陽，復於七，煮取一升半，分溫再服，象一陽從子外開，分溫半表，一陽舉得二陰偶之，從午內闔，分溫半裏也。甲嘔家本渴，渴者為欲解，今反不渴，心下有支飲故也。小半夏湯主之。

小半夏湯方

半夏一升 生薑半斤

右二味以水七升煮取一升半分温再服

腹滿口舌乾燥此腸間有水氣己椒藶黄丸主之

陽氣不來復腹中腹中陰失陽運而滿陽氣不來復腹中陰土陰液不從子左舒上潤口舌而口舌乾燥腸暢也陽氣不能内藏半裏通暢陰

土間之水氣曰腹滿口乾舌燥此腸間有水氣

己椒藶黃丸

己藶椒黃丸主之防己辛平大黃苦寒外固其陽椒目辛溫內運己土之陰葶藶甘寒滑潤入土中通利水道降其氣逆右四味末之蜜丸象陰數偶陽圓轉八方也如梧子大先食飲服一丸象一陽先陰入半裏下圓轉其陰日三服稍增象陰陽氣液轉運表裏毋失其時也口中有

津液渴者是陰陽氣液逆半裏上半表上陽土氣燥加芒硝半兩取鹹寒氣味降半裏逆上陰陽氣液內藏半裏下回還半表上潤陽土氣燥故加之

己椒藶黄丸方

防己 椒目 葶藶 大黄各一兩

右四味末之蜜丸如梧子大先食飲服一丸日

三服稍增口中有津液渴者加芒硝半兩

卒嘔吐心下痞膈間有水眩悸者小半夏加茯苓湯主之

水氣逆半裏上暴嘔吐曰卒嘔吐脾土之陰失陽氣左運曰心下痞膈間半裏上也半裏上有水氣不降半表上陽失陰固而目眩心悸曰膈間有水眩悸者小半夏加茯苓湯主之主半夏

辛平降逆茯苓淡甘通陰土之陰生薑辛溫化
氣橫行疏泄表裏土氣以行其水右三味以水
七升象陽數得陰復於七煮取一升五合分溫
再服象一陽從中土開於子分溫半表一陽舉
得二陰偶之闔於午分溫半裏也

小半夏加茯苓湯方
半夏一升 生薑半斤 茯苓四兩

右三味以水七升煮取一升五合分温再服

假令瘦人臍下有悸吐涎沫而顛眩此水也五苓散主之

水穀之陰得陽氣蒸運口繞八方外榮肌表其人體豐氣強不病痰飲陰失陽氣蒸運口繞八方陰液不外榮肌表其人體瘦氣弱則病痰飲臍下半裏下也假令陽氣浮半表上半裏下陽

虛而悸水逆半裏上口吐涎沫陽浮半表上無
陰濟之而顛頂致眩此水氣居於裏不能達於
表和其陽也曰假令瘦人臍下有悸吐涎沫而
顛眩此水也五苓散主之五土數也苓靈也陰
得陽則靈散布也陰得陽則布陽浮半表上無
陰液布於表以和其陽白朮甘温多脂固半表
上陽氣陽浮半表上表裏經道不温以桂枝辛

温温表裏經道之陰澤瀉甘寒輸轉澤中水氣上濟其陽茯苓猪苓淡甘入土中化氣行水右五味爲末五土數也白飲米飲也服方寸匕日三服多服煖水汗出愈象三陽得米飲之陰入土中運居裏之水氣外達毛竅和利表裏則愈

五苓散方見太陽篇卷三

附方

外臺茯苓飲治心胸中有停痰宿水自吐出水後心胸間虛氣滿不能食消痰氣令能食

茯苓　人參　白朮各三兩

枳實二兩　橘皮二兩半　生薑四兩

右六味以水六升煮取一升八合分溫三服如人行八九里進之

心胸中有停痰宿水自吐出水後心胸間虛氣

滿不能食此指半裏停痰宿水吐出後半裏液少不能和陽氣內疏其土服此方以茯苓淡通陰土之陰人參白术多液和陽氣內固於裏枳實橘皮味厚氣香入半裏下化陰土之濁生薑辛溫化氣橫行疏泄表裏土氣右六味象陰數得陽變於亥陽數得陰還於巳煑取一升八合象一陽開於子陰數得陽正於八陰陽氣液分

温表裏也。

欬家其脉弦為有水十棗湯主之

欬家謂亥水欠藏之家。弦則為寒。亥水欠藏之家其半裏脉道之陰多寒。半裏脉道之陰多寒。緣有水氣內拒。曰欬家其脉弦為有水十棗湯主之。水氣內拒。以芫花辛温氣味散其水氣。水拒半裏。土味不能轉運四方。遂其生發之氣。以

甘遂辛甘氣味逐其水而遂其生水拒半裏以大戟苦寒氣銳逐其水毋使稍停先煮大棗肥者十枚取味厚氣濃培固四方土氣毋使真水下泄

十棗湯方見上

夫有支飲家欬煩胸中痛者不卒死至一百日或一歲宜十棗湯

人之生氣之聚也聚則為生散則為死說文不字鳥飛上翔不下來也从一一猶天也象形至字飛鳥从高下至地从一一猶地也象形一百日一一陽也白字从入从二謂一陽陽氣入二陰中或字从口从戈以守一一地也歲遂也夫得飲陰偏處之家亥水之陰欠藏於邪阻礙半裏氣道致欬半表上陽失陰和致煩半裏上陰

失陽通致痛是飲陰偏處半裏上陽氣偏處半表上如鳥飛上翔不下來也陽氣偏處半表上聚而未散不暴死來一陽陽氣入二陰中闔午藏卯下入地中開於子逐土中所停之水逐其土氣生發適十棗湯之理曰夫有支飲家欬煩胷中痛者不卒死至一百日或一歲宜十棗湯

久欬數歲其脈弱者可治實大數者死其脈虛者必

苦冒其人本有支飲在胷中故也治屬飲家
久常也數頻數也急也歲越也亥水之陰常欠
藏於裏阻礙氣道致欬陽氣頻數於表越於外
半表脉道中陽氣失半裏陰液助之弱而不大
不急弱而不大不急其氣聚而未散陽可得陰
治於午陰可得陽治於子曰久欬數歲其脉弱
者可治陽氣充實半表上大而急者其氣散而

不聚曰實大數者死陽得陰不虛半表半裏脈中之陰不能外致半表半表陽虛必患地氣昏冒其明曰其脈虛者必苦冒其地氣昏冒其明本有飲陰偏處在半裏上曰其人本有支飲在胷中故也半表陽氣不能得陰治於午屬飲陰偏處半裏上曰治屬飲家

說文歲字从步戌聲律歷書名五行為五步一

説从步者躔度之行可推步也从戌者木星之精生於亥自亥至戌而周天戌與歲亦諧聲

欬逆倚息不得卧小青龍湯主之

倚偏也飲陰偏半裏其氣不能從心下達不得寢主小青龍湯運半裏之陰使陽氣内藏得其寢息曰欬逆倚息不得卧小青龍湯主之

小青龍湯方見上

青龍湯下己多唾口燥寸脈沉尺脈微手足厥逆氣從小腹上衝胷咽手足痹其面翕熱如醉狀因復下流陰股小便難時復冒者與茯苓桂枝五味甘草湯治其氣衝

下半裏下也己己土也多勝也唾口津也服小青龍湯温半裏下己土之陰津液勝半裏上不能下降從子左開上半表上以潤口燥曰青龍湯

尺字古旦赤々枯此中陽字也此中之義陽字陰沒於表脉寸脉法

下已多唾口燥寸主半表沉沒也尺主半裏微衰也半裏之陰得陽氣温生半表脉道之陰不沒半裏之陰失陽氣温生半表上脉道陰沒曰寸脉沉半表陽得陰固半裏脉道之陰不衰半表陽失陰固半裏陰失陽生而氣衰曰尺脉微陽不藏邪短半裏下不順接半表上四肢冷而不温曰手足厥逆小腹半裏下也胃半裏上也

金匱指歸　痰飲欬嗽篇卷之六　三十四

咽同噎塞也半裏下陰氣不得陽氣從子左開其氣上衝半裏上胃中及咽若塞曰氣從小腹上衝胃咽面半裏上也翕聚也陽不藏卯手足之陰痹塞不通其陽聚半裏上發熱面赤如醉狀曰手足痹其面翕熱如醉狀股腳也會意陽不藏卯（者）復陽氣藏半裏下流行兩腳（下部）之陰曰因復下流陰股陽不藏卯半裏之陰患無陽氣開

於子陰氣時復冒上皆蔽其明者病如此象以茯苓淡甘通陰土之陰桂枝辛溫溫通表裏經道之陰重用五味子酸溫斂半裏上陽氣還半裏下開於子陽不藏取土味不足半裏下以甘草極甘培土氣以固其陽陰得陽治其陰左開小腹之氣即不上衝曰小便難時復冒者與茯苓桂枝五味甘草湯治其氣衝右四味以水八

金匱指歸　痰飲欬嗽篇卷之六　三五

升象陰數得陽正於八煮取三升去滓分温三服象陽數得陰分運表裏也

桂苓五味甘草湯方

桂枝 茯苓各四兩 五味子半升 甘草三兩炙

右四味以水八升煮取三升去滓分温三服

衝氣即低而反更欬胷滿者用桂苓五味甘草湯去桂加乾薑細辛以治其欬滿

低高之反也服桂苓五味甘草湯斂陽氣藏半
裏下闔陰氣於子上衝之陰氣從高處而反於
下曰衝氣即低服此湯如反更欬胷滿者此陽
氣得斂内藏半裏下半裏上氣道中水氣未能
隨陽氣内藏半裏下從子左闢半表者用此湯
去桂加乾薑細辛温脾土之陰藏逆上之水曰
而反更欬胸滿者用桂苓五味甘草湯去桂加

乾薑細辛以治其欬滿。

苓甘五味薑辛湯方

茯苓四兩　甘草　乾薑　細辛各三兩

五味子半升

右五味以水八升煮取三升去滓温服半升日三、

欬滿即止而更復渴衝氣復發者以細辛乾薑為熱

藥也服之當遂渴而渴反止者為支飲也支飲者法當冒冒者必嘔嘔者復內半夏以去其水

更復也復反也服苓甘五味薑辛湯亥水之陰藏半裏下流行半表欬滿即止而復反口渴是陰土之液未能上潤陽土之燥故渴曰欬滿即止而更復渴復還也發開也衝氣還半裏下開於子者以細辛乾薑為溫通陰土之藥陰土得

温其陰氣即從于左開也、曰衝氣復發者以細辛乾薑為熱藥也、服之指上之熱藥也、遂竟也、服熱藥主温陰土之陰、陰土液少其液不足以上潤陽土之燥竟渴、曰服之當遂渴服熱藥而渴反止者為飲陰偏處於裏也、曰而渴反止者為支飲也、飲陰偏處於裏不左開者病象當半裏下之陰氣時復半裏上昏蔽其明、陰氣時復

半裏上皆蔽其明者表識半裏下水氣無所區
別逆半裏上從口而嘔水氣無所區別逆半裏
上從口而嘔者再内半夏煎方中降逆上之水
曰支飲者法當冒冒者必嘔嘔者復内半夏以
去其水

苓甘五味薑辛半夏湯方

茯苓四兩　甘草　細辛　乾薑各二兩

半夏　五味子各半升

右六味以水八升煮取三升去滓温服半升日三服

水去嘔止其人形腫者加杏仁主之其證應內麻黄以其人遂痹故不內之若逆而內之者必厥所以然者以其人血虚麻黄發其陽故也

半裏之水從口嘔去其人形腫是陰土絡中陰

虛陽少其陽氣不能內溫陰土之陰逆於肌表而形腫加杏仁於前方中主甘溫氣味柔潤陰土脈絡中氣滯溫生陰土之陰曰水去嘔止其人形腫者加杏仁主之遂成也其證腫應內麻黃其人陰土絡中陰虛陽少成痹故不內麻黃曰其證應內麻黃以其人遂痹故不內之逆不順也厥短也若不順其理而內麻黃者陽氣必

短於陰土脉絡、曰若逆而内之者必厥所以然不用麻黄者因其人半裏之水、從口嘔去陰土絡中陰虚陽少、麻黄能發陰土絡中有餘之水至表故也、曰所以然者、以其人血虚麻黄發其陽故也。

苓甘五味加薑辛半夏杏仁湯方

茯苓四兩　甘草　乾薑　細辛各三兩

五味子　半夏　杏仁各半升

右七味以水一斗煮取三升去滓温服半升日三服

若面熱如醉此為胃熱上衝熏其面加大黃以利之

面指半裏上也胃指半表上也熱陽氣也若半裏上面熱色赤如醉此為半表上陽氣上衝熏其面加大黃於前方中取苦寒氣味固陽氣闔

午藏邪以利半裏下之陰曰若面熱如醉此為胃熱上衝熏其面加大黃以利之

苓甘五味加薑辛半杏大黃湯方

茯苓四兩 甘草二兩 乾薑 細辛各三兩

五味子 半夏 杏仁各半升 大黃三兩

右八味以水一斗煮取三升去滓溫服半升日三服

先渴後嘔為水停心下此屬飲家小半夏加茯苓湯主之

陽氣先陰開於子半表上胃土氣燥不潤而渴半裏下水氣無所區別逆半裏上從口而嘔為水停脾土此屬飲陰偏處之家主小半夏加茯苓降逆上陽氣散土中水結曰先渴後嘔為水停心下此屬飲家小半夏加茯苓湯主之

小半夏加茯苓湯方見上

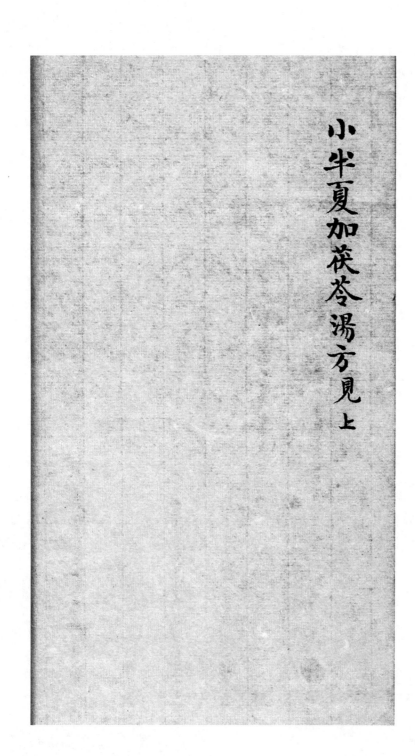